医学机能学基础性、创新性实验

主编 汪晨净 赵晋 郭忠

U0266694

科学出版社

北京

内 容 简 介

本教材主要包括四部分内容：第一部分和第二部分借鉴了多本医学机能学实验教材优点，并结合近年教学实践，对课程基础教学内容进行修订及完善，以求充分体现医学机能学实验的基础理论、基本方法和技能，为学生奠定扎实的课程基础。同时，该部分具有一定的创新性，以期培养学生的综合、创新能力。第三部分打破学科界限，按系统精选了多个综合性、创新性实验，既培养学生观察、分析及解决问题的综合能力，又使学生了解和掌握医学机能学实验方法的前沿和发展方向，启发学生的创新性思维，同时，第三部分内容与科学研究工作相结合，以期提升学生的科研能力。第四部分包括拓展性设计和自行设计性实验，以期充分启发学生的科研思维，调动学生开展科研实验的积极性，提高学生的科研能力。

本教材实用性较强，可作为高等医药院校基础医学、临床医学、口腔医学、护理学和医学检验技术等专业学生的实验教材，也可供有条件的医学专科学校学生选用。

图书在版编目（CIP）数据

医学机能学基础性、创新性实验 / 汪晨净，赵晋，郭忠主编. —北京：科学出版社，2022.11
ISBN 978-7-03-073706-9

Ⅰ. ①医… Ⅱ. ①汪… ②赵… ③郭… Ⅲ. ①实验医学-教材
Ⅳ. ①R-33

中国版本图书馆 CIP 数据核字（2022）第 208281 号

责任编辑：朱 华 钟 慧 / 责任校对：宁辉彩
责任印制：李 彤 / 封面设计：陈 敬

科学出版社 出版
北京东黄城根北街 16 号
邮政编码：100717
http://www.sciencep.com
北京中石油彩色印刷有限责任公司 印刷
科学出版社发行 各地新华书店经销
*

2022 年 11 月第 一 版 开本：787×1092 1/16
2022 年 11 月第一次印刷 印张：10 1/2
字数：242 000
定价：88.00 元
（如有印装质量问题，我社负责调换）

前　　言

医学教育教学改革的不断深化，要求医学课程在教学观念、手段、内容和课程结构等方面必须进行深入改革与创新，培养基础知识扎实、理论与实践并重的创新型医学人才已成为现代医学教育面临的新任务之一。"三理"（生理学、药理学和病理生理学）整合的"医学机能学实验"教学改革，更是基础医学教学改革关注的热点。西北民族大学医学部十分重视机能学实验教学的改革，在学校大力支持下，更新实验设备，改革教学内容及实验方法，运用多媒体教学方式，开放实验室，鼓励学生开展综合性、创新性、设计性实验，以期使学生将"三理"基础理论与实验相结合，熟练掌握实验基本方法和技能，不断提高综合分析能力，并逐步培养学生的创新性思维，提高学生的临床实践能力和科研素质。

为适应医学机能学实验教学改革的新目标和新要求，我们编写了本教材。本教材主要有以下特点：首先，具有较好的传承性，有利于为学生奠定扎实的课程基础。本教材第一部分及第二部分借鉴了多本医学机能学实验教材的优点，并结合近年教学实践，对课程基础教学内容进行修订及完善，以求充分体现医学机能学实验的基础理论、基本方法和技能，为学生奠定扎实的课程基础。同时，该部分具有一定的创新性，以期培养学生的综合、创新能力。本教材第三部分打破学科界限，按系统精选了多个综合性、创新性实验，既培养学生观察、分析、解决问题的综合能力，又使学生了解和掌握医学机能学实验方法的前沿和发展方向，启发学生的创新性思维。本教材与科学研究工作相结合，以期提升学生的科研能力。本教材第四部分包括扩展性设计和自行设计性实验，以期启发学生的科研思维，调动学生开展科研实验的积极性，并使学生掌握科研工作的基本过程，提高科研能力。

本教材实用性较强，可作为高等医药院校基础医学、临床医学、口腔医学、护理学和医学检验技术等专业学生的实验教材，也可供有条件的医学专科学校学生选用。

本教材的编写及完成，与各级领导的大力支持及科学出版社的组织落实密不可分。同时各位编者在繁重的教学、科研和管理工作之余抽出时间完成书稿（本人完成了第二、第三及第四部分的书稿，赵晋教授及郭忠教授共同完成了第一部分的书稿），在此表示衷心的感谢。

由于学术水平和多种因素的限制，本教材内容远未完善，难免存在不足之处，恳请各位专家、同行和学生赐教和指正，以期再版时予以修订。

汪晨净

2022 年 1 月

目　　录

第三部分 医学机能学综合性、创新性实验

第一部分　医学机能学实验基础知识与基本技能

第一章　绪　　言

第一节　机能学实验课程的教学目的和基本要求

一、机能学实验的目的和任务

1. 通过教学实验和课堂讨论，培养学生严肃的科学态度、严密的科学思维和严谨的科学作风，提高学生的理论与实践素质。

2. 通过动物实验教学，使学生初步掌握复制疾病动物模型的基本方法，正确掌握机能学实验的基本操作技术。

3. 通过综合性、创新性实验项目，使学生循序渐进接触一些综合性、创新性实验，以期逐步培养学生的综合素质、创新能力和团队协作精神。

4. 通过自行设计性实验和实验操作，逐步培养学生对客观事物（现象）进行观察、比较、分析、判断的能力，提高学生独立思考，解决实际问题的能力，充分启发学生的科研思维，调动学生开展科研实验的积极性，使学生了解、熟悉科研工作的基本过程，提高学生科研能力，为今后进行医学科研奠定基础。

5. 通过典型病例的课堂讨论，初步掌握分析、解决问题的方法，培养学生理论联系实际和建立临床思维的能力，以期达到验证、巩固课堂理论之目的。

二、机能学实验的基本要求

（一）实验前的基本要求

1. 实验课前应认真预习实验指导，了解本次实验的目的、要求、方法和操作步骤，理解实验原理。

2. 联系实验内容，复习相关理论内容。

3. 检查实验器材和药品是否齐全。

4. 要注意和充分估计实验中可能出现的问题和导致的误差，并做好补救准备。

（二）实验过程中的基本要求

1. 实验小组成员应明确分工，又密切合作，在保证实验顺利进行的情况下，使每位学生都能得到技能训练。

2. 严格遵守实验室规则，保持安静和良好的实验课秩序，尊重教师的指导。

3. 应以严谨细致、实事求是的科学态度，按照实验方法和操作程序，认真、正规、准确地进行技术操作。杜绝粗心马虎、违反操作规程进行实验。因为在实验中，只要稍有疏忽就会导致整个实验失败。

4. 要仔细、耐心地观察实验过程中出现的每一个现象，并及时、准确、客观地记录，同时要密切联系课堂理论进行思考，力求理解每一步骤和每一现象出现的意义，如：①发生了什么现象？②出现这种现象的病理生理机制如何？③这种现象有什么生理或病理生理意义及临床意义？

5. 实验器材的放置要整齐、稳当，保持实验台面整洁。

6. 爱护实验器材，注意保护实验动物和标本，尽量减少对动物不必要的损伤，节约药品和试剂。

（三）实验后的基本要求

1. 清点实验器材，并洗净擦干。如有损坏或缺少，应立即报告负责教师。临时借用的器械或物品，实验完毕后应及时交还负责教师。

2. 整理实验记录，认真分析实验结果，写出实验报告，及时交给教师评阅。

第二节　机能学实验报告的书写

实验报告的书写是一项重要的基本技能训练，是科学研究、论文写作的基础，应当实事求是、认真准确地书写。

实验报告的书写应文字简练、语句通顺，具有较强的逻辑性和科学性，字迹清楚。全部内容一般控制在 1000 字以内。

实验报告的内容，应包括如下项目：

1. 一般项目　姓名、年级、班组、实验日期等。

2. 实验题目　简明扼要写明本实验的题目。

3. 实验目的　简明扼要写出本实验的主要目的。

4. 实验对象　实验对象的种属、性别、体重。

5. 实验步骤　简要写出主要实验步骤。如实验操作改动较大，应详细叙述。

6. 实验结果（实验中最重要的部分）　应将实验过程中所观察到的现象或得出的数据正确、详细记述。实验中的每一项观察都应随时记录。实验结束后，根据实验记录填写实验报告，不可单凭记忆，否则容易发生错误或遗漏。实验结果表达方式有以下三种：

（1）叙述式：用文字将观察到的、与实验目的有关的现象客观地加以描述。描述时需要有时间概念和顺序。

（2）表格式：用表格形式将实验数据或内容表达出来，具有直观、清晰的特点，且便于相互比较。每一表格应说明一个中心问题，且标有表题和计量单位。

（3）简图式：实验中描记的血压、呼吸等指标可用曲线图表示，也可用直方图表示。

在优秀的实验报告与论文中，常常三种表达方式并用，以得到最佳效果。

7. 讨论　实验结果的讨论是根据已知的理论知识对结果进行解释和分析，是做出结论前的逻辑论证。讨论内容应包括：①以实验结果为论据，论证实验目的，即判断实验结果是否为预期的结果。②实验结果揭示了哪些新问题，是否出现了非预期结果，即"异常现象"，对此应分析其可能的原因。③实验结果的生理或病理生理意义。

8. 结论　实验结论是从实验结果中归纳出的一般的概括性判断，也就是这一实验所能验证的概念、原则或理论的简明总结。结论中一般不需要罗列具体的结果。对在实验中未能得出有充分证据结果验证的理论分析不应写入结论（表 1-1-1）。

表 1-1-1　机能学实验报告

姓名_____　班组_____　实验日期_____　成绩_____

实验题目：

实验目的：

实验对象：

实验步骤：

实验结果：

讨　　论：

结　　论：

教师签名_____

第三节　实验室守则

1. 遵守学习纪律，准时到达实验室。实验时因故外出或早退须经教师允许。

2. 实验时必须严肃认真地工作，不得进行任何与实验内容无关的活动。

3. 保持实验室安静。讲话要低声，以免影响他人实验。

4. 实验室内各组仪器和器材由各组专用，不得与他组自行调换，以免混乱。如遇仪器损坏或机件不灵，应及时报告负责教师或实验准备室技术人员，以便修理或更换，不准自行乱修。实验用的动物按组发放，如需补充使用，须经教师同意后才能补领。

5. 不可擅自更改已调试好的计算机和实验仪器的设置，以免影响实验结果。严禁在计算机上玩游戏或进行其他内容的活动。

6. 爱惜公共物品，注意节约各种实验器材和药品。

7. 保持实验室清洁整齐，不必要的物品不带入实验室。实验完毕后必须及时关闭计算机，并将实验器材清洗擦干，清点药品，将手术器械按清单归还。动物尸体、纸片及药品应放到指定地点，不要随地乱丢，各组轮流打扫卫生，特别要注意水、电、门窗和煤气等是否关闭，确保实验室安全。

第二章　动物实验常用手术器械、仪器及使用方法

第一节　常用手术器械及使用方法

一、蛙手术器械

动物实验常用手术器械如图 1-2-1 所示，根据实验对象不同分述其使用方法。

1. 剪刀　粗剪刀用于剪断骨骼和剪毛，手术剪用于剪肌肉、皮肤、皮下组织，眼科剪用于剪断神经、血管和输尿管。

2. 金属探针　用于破坏蛙的中枢神经脑和脊髓。

3. 镊子　用于夹持组织。

4. 玻璃分针　用于分离血管和神经。

5. 蛙腿钉　为固定蛙腿的专用品。

6. 锌铜弓　为检查神经肌肉标本兴奋性的专用品。

7. 刺激电极　为连接刺激器，给标本输出刺激，有普通电极和保护电极两种。

8. 蛙板　有木蛙板和玻璃蛙板两种。木蛙板借助于蛙腿钉固定蛙腿，以利于操作。在制备神经肌肉标本时，用清洁且以林格液湿润了的玻璃蛙板可降低组织损伤，保持其兴奋性。

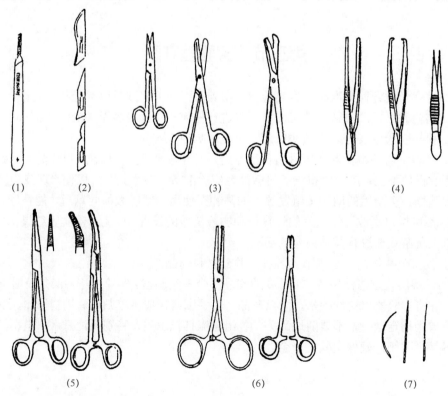

(1)　　(2)　　　　(3)　　　　　　(4)

(5)　　　　　(6)　　　　　(7)

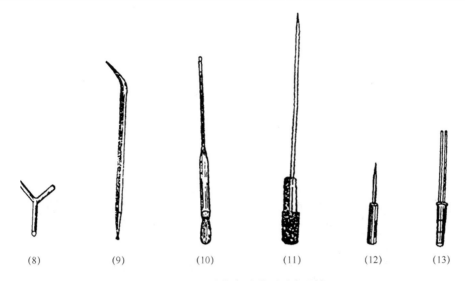

(8)　　　　(9)　　　　(10)　　　　(11)　　　　(12)　　　　(13)

图 1-2-1　动物实验常用手术器械

（1）（2）为刀柄和刀片；（3）为各型手术剪；（4）为各型镊子；（5）为各型止血钳；（6）为持针器；（7）为各型缝针；

（8）为气管插管；（9）为玻璃分针；（10）为玻璃滴管；（11）为金属探针；（12）为蛙腿钉；（13）为锌铜弓

二、哺乳动物手术器械

1. 手术刀　用于切开皮肤、脏器，由刀柄和刀片组成。刀柄和刀片都有型号的不同，可根据手术种类选用，但刀片必须锐利、安装坚固。刀柄的一端可作钝分离器，用于分离组织。刀柄和刀片实验前一般都已安装好，若需要自己安装时，右手用直式血管钳夹住刀片，左手握住刀柄，将刀片上的空隙对准刀柄上的槽隙用力推入即可（图 1-2-2），取刀片法见图 1-2-3。持刀法有 4 种。持弓式有如持小提琴的弓，动作范围大而灵活，多用于切开胸部、腹部、肢体皮肤及切断钳夹的组织，它和指压式是最常用的持刀法。执笔式有如握钢笔，用以切割短小切口，用力轻柔而操作精细，动作力量主要在手指。如果刀刃向上又称反挑式（图 1-2-4）。

2. 剪刀　粗剪刀（家用剪刀）用于剪毛、剪断骨骼。手术剪用于剪开皮肤、皮下组织和肌肉，还可利用剪刀的尖端插入组织间隙撑开、分离疏松组织。眼科剪用于剪断神经，在做插管时用于剪开血管、输尿管。手术剪和眼科剪都有直、弯两种。正确的持剪方法是以拇指和环指分别插入剪柄的两环，中指放在环指的前外方剪柄上，示指轻压在剪柄和刀口交界的轴节处，见图 1-2-5（1）。

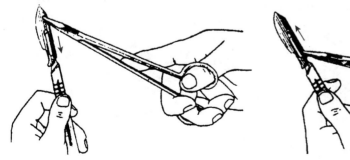

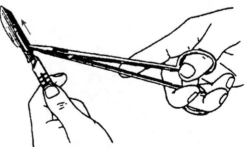

图 1-2-2　安刀片法　　　　　　　　图 1-2-3　取刀片法

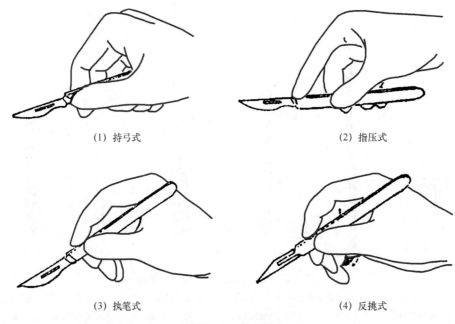

(1) 持弓式　　　　　　　　　　　　　　(2) 指压式

(3) 执笔式　　　　　　　　　　　　　　(4) 反挑式

图 1-2-4　持刀法

3. 止血钳　有长、短、直、弯、全齿和半齿等不同的多种规格，小号止血钳又名"蚊式钳"。止血钳主要用于止血和钝性分离组织，因使用部位不同而所需各异。正确的使用方法见图 1-2-5（2）。

4. 镊子　分有齿和无齿两种，也有长、短及直、弯之分。镊子除用于夹持细软组织外，眼科镊可在做动、静脉插管时扩张切口以便于导管插入。正确的持镊方法是拇指、示指和中指相对应持摄，正确的使用方法见图 1-2-5（3）。

5. 持针器及缝针　持针器在机能学实验中专用于夹持缝针进行缝合。缝针有直、弯、大、小之分。三棱针用于缝合皮肤，圆针多用于缝合浅层的软组织，而弯针用于缝合较深层的软组织。正确的使用方法见图 1-2-5（4）。

6. 动脉夹　主要用于暂时阻断血流，夹闭压力传感器的细胶管，也用于固定头皮输液针等。动脉夹有大、中、小之分，可用于不同的动物。例如，大号动脉夹用于犬，中号动脉夹用于家兔、猫，而大鼠、小鼠只能用小号动脉夹。

7. 颅骨钻　主要在开颅时钻孔用。

8. 骨钳　常和颅骨钻合用，打开动物颅腔，暴露其脑组织。剪刀式骨钳适用于"咬断"骨质，小蝶式骨钳适用于"咬切"骨片。

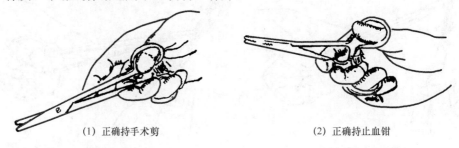

(1) 正确持手术剪　　　　　　　　　　(2) 正确持止血钳

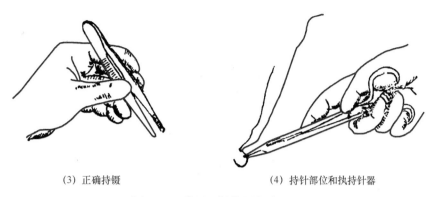

（3）正确持镊　　　　　　　　（4）持针部位和执持针器

图 1-2-5　常用器械使用方法

9. 气管插管　急性动物实验时为保证呼吸道通畅，做气管切开后可直接插入气管插管，也可在开胸实验时连接呼吸机使用。实验中因不同的动物及动物的大小不同需选用粗细、长短不同的气管插管。

10. 血管插管　包括动、静脉插管，左心室插管等。根据动物种类、体格大小及实验中用途的不同，选用粗细、长短不同的血管插管。

11. 输尿管插管　专用于输尿管插管，及时收集动物尿液。

12. 注射器和针头　根据不同实验的不同要求选择不同规格的注射器和注射针头。注射针头应尖锐、无钩、无弯曲、无阻塞，套在注射器的接头上旋转后应不松动。使用前操作者用手指堵住注射针头斜面，轻轻抽拉针栓，检查有无漏气现象。

根据实验动物的不同还需要犬、猫和兔等手术台等。

第二节　BL-420I 信息化集成信号采集与处理系统

BL-420I 系统主要由 HF-12 可移动机能实验平台和 BL-420N 生物信号采集与分析系统（简称为 BL-420N 系统）两部分组成。

一、HF-12 可移动机能实验平台

HF-12 可移动机能实验平台采用一体化设计原则，同时集成了实验桌、生物信号采集与分析系统、照明系统、同步演示系统、呼吸机气管接口等部件（图 1-2-6，图 1-2-7）。设备存放区应尽可能多地收纳实验设备，防止实验时桌面混乱。实验台表面应为能防止腐蚀性液体侵蚀桌面的材质，才可运用于各项生理学、药理学、病理生理学实验。

（一）设备固定和移动

1. 固定　位置选定后，需要进行以下两个步骤（图 1-2-8）。
（1）踩下滑轮刹车，用以固定实验台，该平台有四个滑轮刹车。
（2）固定杆顺时针旋转，用以支撑整个台面，该平台有四个固定杆。

2. 移动　逆时针旋转四个固定杆解除支撑作用；抬起四个滑轮刹车解除制动，即可移动实验台。

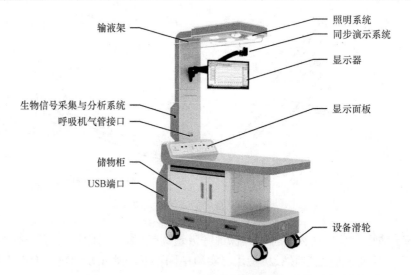

图 1-2-6　HF-12 可移动机能实验平台（正面）

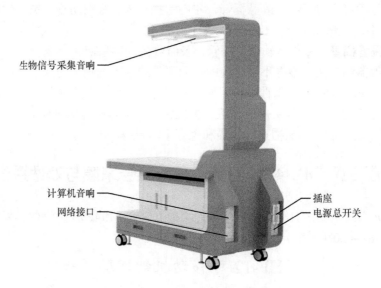

图 1-2-7　HF-12 可移动机能实验平台（背面）

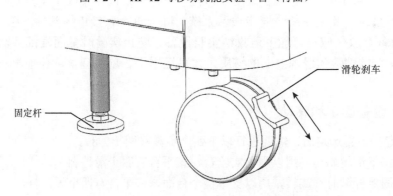

图 1-2-8　HF-12 可移动机能实验平台的固定和移动

（二）开、关机

1. 开机　上拉电源总开关后开机。

2. 关机　下拉电源总开关后关闭系统。建议先关闭计算机,再使用内源总开关关机。

（三）开、关照明系统

单击照明系统开关可打开或关闭照明系统,旋转调光旋钮调节亮度,旋转灯座可调节照明方向。

（四）其他设备使用

1. 小动物呼吸机　适用于大鼠、小鼠、家兔等多种实验动物,可精确调节小动物呼吸机的潮气量(图 1-2-9)。

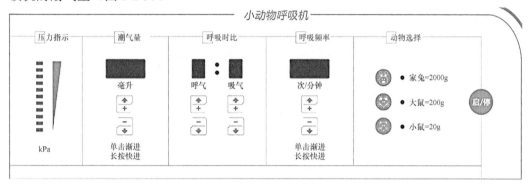

图 1-2-9　小动物呼吸机面板

2. 动物肛温仪　适用于大/小鼠,实时精确测量大/小鼠的肛温和环境温度。可与其他实验同步测试(图 1-2-10)。

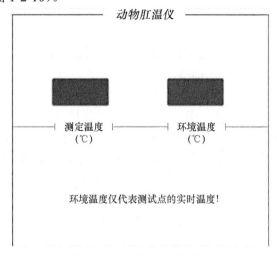

图 1-2-10　动物肛温仪面板

3. 生物信号采集音响　可与生物信号采集与分析系统同步使用,协助完成需同步声音记录的各类实验。

4. 生物信号采集与分析系统　内置 BL-420N 系统,支持多个实验模块的信号采集与分析功能。

5. 网络接口 通过网络接口，计算机可直接联网使用。

6. USB 端口 支持数据的导出和导入，波形数据等可随时通过 U 盘提取。

二、BL-420N 生物信号采集与分析系统

BL-420N 生物信号采集与分析系统（以下简称 BL-420N 系统）是基于全新的软硬件构架，除满足原有常规信号采集与分析系统的功能之外，还能够满足信息化、网络化的发展要求，实现无纸化的实验过程，让学生的机能实验学习再上一个新台阶。

（一）BL-420N 系统硬件

1. 前面板 BL-420N 系统硬件前面板（图 1-2-11）上主要包含系统的工作接口。这些接口包括通道信号输入接口、全导联心电输入接口、监听输出接口、记滴输入接口以及刺激输出接口等。

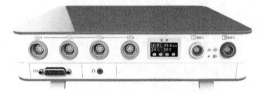

图 1-2-11 BL-420N 系统硬件前面板

（1）前面板元素说明（从左到右，从上到下）

1）CH1、CH2、CH3、CH4：8 芯生物信号输入接口（可连接信号引导线、各种传感器等，4 个通道的性能指标完全相同）。

2）信息显示屏：显示系统基本信息，包括温湿度及通道连接状况指示等。

3）记滴输入：2 芯记滴输入接口。

4）刺激输出指示灯：系统发出刺激指示。

5）高电压输出指示灯：当系统发出的刺激超过 30V 时高电压输出指示灯点亮。

6）刺激输出：2 芯刺激输出接口。

7）全导联心电输入接口：用于输入全导联心电信号。

8）监听输出接口（耳机图案）：用于输出监听声音信号，某些电生理实验需要监听声音。

（2）前面板接口连接：前面板因所完成的实验不同而连接不同的信号输入或输出线。

1）信号输入线的连接：将信号输入线圆形接头连接到 BL-420N 系统硬件信号输入接口，另一端连接到信号源，信号源可以是心电、脑电或胃肠电等电信号。

2）传感器的连接：将传感器圆形接头连接到 BL-420N 系统硬件信号输入接口，另一端连接到信号源，信号源可以是血压、张力、呼吸等。

3）全导联心电的连接：将全导联心电线的方形接头连接到 BL-420N 系统硬件的全导联心电输入接口，另一端连接到动物的不同肢体处（红-右前肢，黄-左前肢，绿-左后肢，黑-右后肢）。

4）刺激输出线的连接：将刺激输出线的圆形接头连接到 BL-420N 系统硬件的刺激输出接口，另一端连接到生物体需要刺激的部位。

5）监听输出：将电喇叭的输入线连接到 BL-420N 系统硬件的监听输出接口。

2. 后面板　BL-420N 系统硬件后面板（图 1-2-12）连接是系统正常工作的基础。后面板上通常为固定连接口，包括 12V 电源接口，接地柱，A 型 USB（通用串行总线）接口（方形，与计算机连接），B 型 USB 接口（扁形），多台设备的级联同步输入、输出接口。

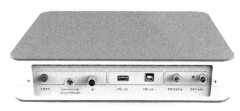

图 1-2-12　BL-420N 系统硬件后面板

（1）后面板元素说明（从左到右）

1）电源开关：BL-420N 系统硬件设备电源开关。

2）电源接口：BL-420N 系统硬件电源输入接口（12V 直流电源）。

3）接地柱：BL-420N 系统硬件接地柱。

4）A 型 USB 接口（方形）：BL-420N 系统硬件与计算机连接的通信接口。

5）B 型 USB 接口（扁形）：BL-420N 系统硬件固件程序升级接口。

6）级联同步输入接口：多台 BL-420N 系统硬件设备级联同步输入接口。

7）级联同步输出接口：多台 BL-420N 系统硬件设备级联同步输出接口。

注意：①BL-420N 系统硬件内部的固件软件可以单独升级，升级方法：首先打开电源，然后在 B 型 USB 接口中插入包含有升级固件程序的 U 盘，30s 后拔下 USB，最后关闭 BL-420N 系统硬件电源完成升级；②BL-420N 系统硬件接地可以获得更好的电生理实验效果，系统在没有连接地线情况下也可以进行实验，但可能会造成某些电生理实验，如心电、脑电的干扰加大；③连接级联同步接口是为了获得不同级联设备更精确的采样同步，在不连接级联同步接口的情况下也可以进行多台设备的级联采样。

（2）后面板基本接口连接步骤

1）将 USB 连接线的一端连接到 BL-420N 系统的 A 型 USB 接口位置，另一端连接到计算机的 USB 接口，完成系统通信线路的连接。

2）将接地线的一端连接到 BL-420N 系统的接地柱，另一端连接到实验室地线接头处，完成系统接地线的连接。如果实验室内部本身没有接地线，则可以不连接地线，连接地线是为了获得更好的电生理实验效果。

3）连接 12V 直流电源：只需连接一次。

3. 启动硬件设备　在后面板连接完成之后，就可以启动 BL-420N 系统进行工作了。

（1）启动方法

1）按下后面板上的电源，前面板的显示屏被点亮，显示启动画面，等待大约 30s 后会听到 BL-420N 系统硬件发出"嘀"的一声响，表示设备启动完毕。

2）设备启动完成后，前面板的信息显示屏上会显示当前环境的温度、湿度、大气压，以及当前信号通道的设备连接状况等。

（2）硬件设备正确连接指示

1）在开始实验之前，我们首先要确认 BL-420N 系统硬件是否与计算机连接正确，是否可以与 BL-420N 系统软件进行正常通迅，这是开始实验的前提条件。

2）首先打开 BL-420N 系统硬件设备电源开关，然后启动 BL-420N 系统软件。如果 BL-420N 系统硬件和软件之间通迅正常，则 BL-420N 系统顶部功能区上的启动按钮变为可用（图 1-2-13）。

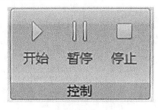
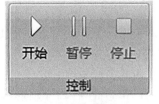

(1)"开始"按钮为灰色　　　　　　(2)"开始"按钮可用
（硬件设备未连接）　　　　　　　（硬件设备连接成功）

图 1-2-13　功能区上"开始"按钮的状态变化

（二）BL-420N 系统软件

BL-420N 系统主界面中包含 4 个主要的视图区，分别为功能区、实验数据列表视图区、波形显示视图区及其他视图区。

视图区是指一块独立功能规划的显示区域，这些区域可以载入不同的视图。在 BL-420N 系统中，除了波形显示视图区不能隐藏之外，其余视图区均可显示或隐藏。除顶部的功能区之外，其余视图区还可以任意移动位置。在设备信息视图中通常还会有其他被覆盖的视图，包括通道参数调节视图、刺激参数调节视图、快捷启动视图及测量结果显示视图等。

打开 BL-420N 系统软件，请对应图 1-2-14 找到各个视图，耐心学习软件主界面将有助于使用软件。

功能区

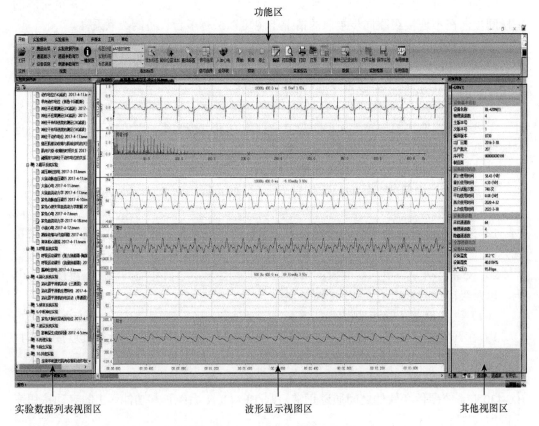

实验数据列表视图区　　　　　　波形显示视图区　　　　　　其他视图区

图 1-2-14　BL-420N 系统主界面

1. 从实验模块启动实验（适用于学生的教学实验）　选择功能区"实验模块"栏目，然后根据需要选择不同的实验模块开始实验。例如，选择"循环→期前收缩-代偿间歇"，将自动启动该实验模块（图1-2-15）。

从实验模块启动实验时，系统会自动根据用户选择的实验项目配置各种实验参数，包括采样通道数、采样率、增益、滤波、刺激等参数，方便快速进入实验状态。

实验模块通常根据教学内容配置，适用于学生多种实验。

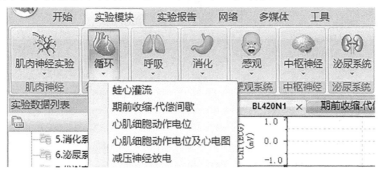

图1-2-15　功能区中的实验模块启动下拉按钮

2. 暂停和停止实验　在启动视图中单击"暂停"或"停止"按钮[图1-2-16（1）]，或者选择功能区开始栏中的"暂停"或"停止"按钮[图1-2-16（2）]，就可以完成实验的暂停和停止操作。这两种操作方式的结果完全相同，提供两种操作方式是为了方便用户操作。

暂停是指在实验过程中暂停快速移动的波形，便于仔细观察分析停留在显示屏上的一幅静止图像的数据，暂停时硬件数据采集的过程仍然在进行，但数据不被保存；重新开始，采集的数据恢复显示并被保存。

停止是指停止整个实验，并将数据保存到文件中。

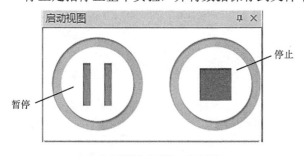
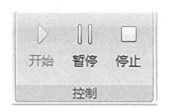

（1）启动视图中的暂停、停止按钮　　　　（2）功能区开始栏中的暂停、停止按钮

图1-2-16　暂停、停止控制按钮区

3. 保存数据　当单击"停止"按钮时，系统会弹出一个询问对话框询问是否停止实验，如果确认停止实验则系统会弹出"另存为"对话框让用户确认保存数据的名字（图1-2-17）。文件的默认命名为"年-月-日_Non.tmen"。用户可以自己修改存储的文件名，点击"保存"即可完成保存数据操作。

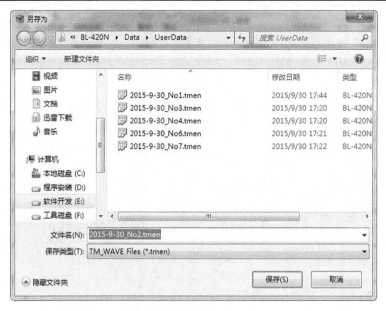

图 1-2-17　保存数据对话框

4. 数据反演　是指查看已保存的实验数据，有两种方法可以打开反演文件：①在"实验数据列表"视图中双击要打开反演文件的名字；②在功能区的开始栏中选择"文件→打开"命令，将弹出相似的打开文件对话框，在打开文件对话框中选择要打开的反演文件，然后单击"打开"按钮。

BL-420N 系统软件可以同时打开多个文件进行反演（图 1-2-18），最多可以同时打开 4 个反演文件。

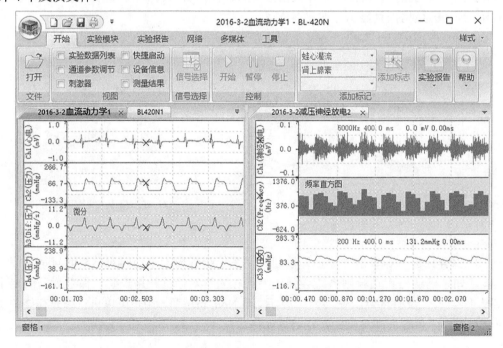

图 1-2-18　同时打开两个反演文件进行数据反演

第三节　VBL-100 医学机能虚拟实验室系统

虚拟实验室系统采用计算机虚拟仿真与互联网技术，涵盖了 70 个机能学实验的模拟仿真实验，由于模拟仿真实验无须实验动物，无须实验准备即可帮助学生理解实验的操作步骤及实验效果，其可以作为机能学实验教学的一个有益补充。对教师而言起到辅助教学的作用，对学生而言，则起到知识的预习、熟悉及强化的作用。

该系统由仪器介绍、实验原理、手术操作、模拟仿真、实验波形及实验测试等部分组成，结构完整，内容丰富，可同时供 40 位同学进行机能学知识的学习（图 1-2-19）。

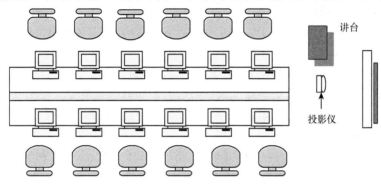

图 1-2-19　虚拟实验室系统安装示意图

一、技术要求及配置

（一）系统性能指标

1. 采用客户机/服务器体系结构　根据用户要求提供同时访问服务器的客户端数量，可接入校园网（注：接入校园网系统按 100 站点系统计算）。

2. 介绍实验动物的生理特性、生理常数和应用　介绍的动物包括蟾蜍、大鼠、小鼠、豚鼠、金黄地鼠、家兔、猫、犬、猴等。

3. 仿真实验项目（70 个）

（1）生理实验项目：包括刺激强度与肌肉收缩的反应关系、刺激频率与肌肉收缩之间的关系、神经干动作电位的引导实验、神经兴奋传输速度的测定、神经干不应期的测定、降压神经放电、膈神经放电、大脑皮质诱发电位、离体蛙心灌流、期前收缩与代偿间歇、心肌细胞动作电位、家兔血压调节、家兔呼吸运动调节、尿生成的影响因素、消化道平滑肌生理特性。

（2）药理实验项目：包括药物对动物学习记忆的影响、酸枣对小鼠的镇定作用、地西泮的抗惊厥作用、哌替啶的镇痛作用、地塞米松对实验大鼠足趾肿胀的抗炎作用、苯海拉明药效实验、神经-体液因素及药物对心血管活动的影响、药物急性毒性实验、药物半衰期的测定、给药剂量对药物血浓度的影响、给药途径对药物血浓度的影响、药物在体内的分布、肝肾功能状态对药物血浓度的影响、多次给药对药物血浓度的影响等。

（3）病生实验项目：包括急性心力衰竭、心律失常、急性缺氧、急性失血性休克、急性高钾血症等。

（4）人体实验项目：包括人体指脉信号的测定、人体全导联心电信号的测定、ABO 血型的测定、人体前臂肌电的测定、人体握力的测定、人体心音图的记录和测定简介。

（5）综合实验：包括家兔呼吸运动调节、影响尿生成的因素及利尿药物、神经-体液因素及药物对心血管活动的影响。

4. 每个仿真实验包括简介、原理、录像、模拟、仿真等部分。

5. 仿真实验的波形逼真，血压基波包含有心房波、心室波，并且可以表达二级呼吸波；刺激强度与反应的关系，刺激频率与反应关系等实验波形和肌肉收缩图形同步反映。

6. 实验仪器包括 BL-420N 生物信号采集与分析系统、ME-200 微电极放大器、DW-2000 脑定位仪、MP-200 微拉制器、MC-5 微操器、BI-2000 医学图像分析系统、HW-400S 恒温灌流浴槽、HX-300 小动物呼吸机、PL-200 热刺痛仪、RB-200 智能热板仪、PH-200 双足平衡测试仪、SW-200 光尾刺痛测试仪、YT-100 电子压痛仪、PV-200 足趾容积测试仪、MT-200 Morris 水迷宫行为分析仪、DT-200 小鼠跳台仪、BA-200 小鼠避暗仪、RM-200 八臂迷宫分析测试仪、PM-200 大小鼠高架十字迷宫跟踪系统、TS-200 悬尾测试仪、ZZ-6 小鼠自主活动测试仪、CPP-100 条件位置偏爱仪、BP-6 无创血压测量系统、GL-2 离体心脏灌流系统、HV-4 离体组织器官恒温灌流、FT-200 动物跑步机、ZB-200 疲劳转棒仪等。

7. 背景知识包括信号采集的原理和性能指标，传感器原理及各种传感器介绍，14 种实验试剂的配制，27 种手术器械的介绍。

8. 包含机能实验考试功能。

（二）软件系统

1. 学生端软件（型号 VBL-100C 1.0）　为学生提供交互学习功能，根据学生的选择从服务端获取数据，并解释、显示；获取的数据包括文字、录像、交互动画等。

2. 服务器软件（型号 VBL-100S 1.0）　提供数据管理功能，在 MySQL 专业数据库的支持下，提供各种医学机能虚拟实验需要的素材库；提供数据服务功能，对客户端的数据访问提供应答，应将相应的数据传给客户端。

二、VBL-100 医学机能虚拟实验系统的特点

（一）采用客户/服务器模式——技术先进性

采用客户/服务器模式，既可以在实验室局域网，又可以在校园网范围内进行访问，方便学生使用，也便于系统扩充和升级，这有别于以前的单机版多媒体系统（图 1-2-20）。

（二）结构完整、内容丰富——结构先进性

系统整体结构完整，内容丰富，包含资料室、动物房、实验准备室、模拟实验室和考场五个部分内容。

（三）自主研制的模拟算法——算法智能化

VBL-100 医学机能虚拟实验系统内置的波形核心模拟算法，对每一个波形的模拟都很逼真，如血压模拟，不仅模拟出每个血压波形的细节（收缩期、舒张期、心房波等），而且连二级呼吸波也进行了逼真的模拟（图 1-2-21）。

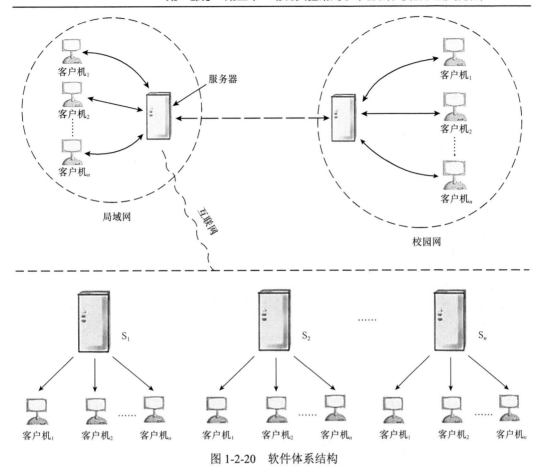

图 1-2-20　软件体系结构

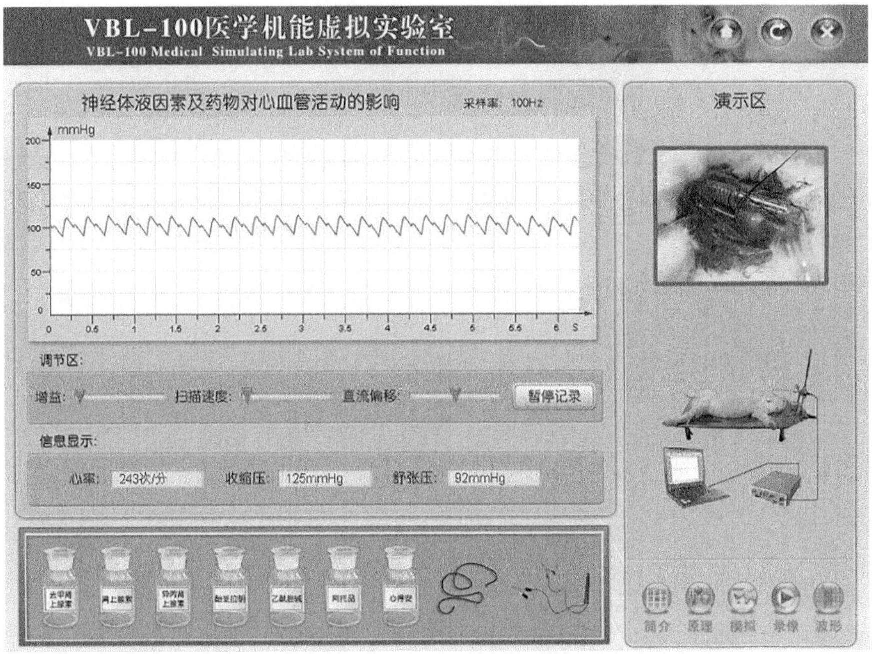

图 1-2-21　模拟算法完全自主研制的高度逼真的生物波形

（四）交互仿真逼真、优美——界面优美

每个仿真实验包括实验简介、实验原理、仿真操作、实验录像和实验波形模拟 5 个部分的内容，全方位地介绍了整个实验，既表达整体，也表达细节，便于学生对实验操作的充分理解和掌握（图 1-2-22）。

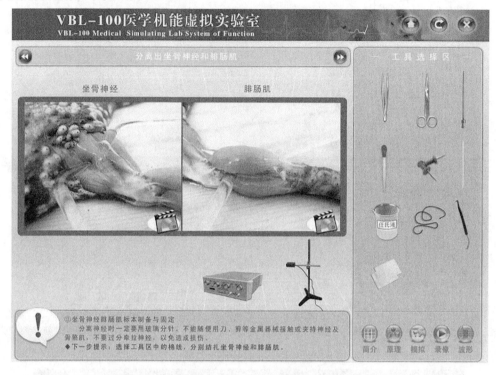

图 1-2-22　将图片、文字、录像融为一体的仿真操作

（五）完善、成熟的售后服务体系

VBL-100 医学机能虚拟实验系统由单机系统升级而来，已有大量用户，能够对已进入市场的大量 VBL 产品提供专门的项目服务，积累了成熟的经验，实现了生产、教室平面图设计、安装、调试、培训等系列步骤的专业化、系统化。每年至少 1 次免费的巡回服务制度，确保系统使用无后顾之忧。

第三章 常用试剂配制及药物剂量换算

医学机能学实验中,生理溶液、药物浓度的配制常涉及毫克(mg)、克(g)、摩尔(mol)及摩尔浓度(mol/L)的概念。

物质的量(n),是一个物理量,它表示含有一定数目粒子的集合体,单位为摩尔(mol)。1mol 粒子集合体所含的粒子数约为 $6.02×10^{23}$ 个。摩尔质量(M),是单位物质的量的物质所具有的质量。1mol 任何粒子或物质的质量(m)以克(g)为单位时,物质的摩尔质量在数值上等于该物质的原子量或分子量,其单位为(g/mol)。物质的量(n)、物质的质量(m)和物质的摩尔质量(M)之间的关系为:$n = m/M$。即:一定质量的 B 物质的物质的量(n_B)= B 物质的质量(m_B)/B 物质的摩尔质量(M_B)。

B 物质的物质的量浓度(C_B)表示单位体积溶液中所含溶质 B 的物质的量,单位为 mol/L。即 $C_B=n_B/V_{A+B}$,其中,n_B 为溶质 B 的物质的量,单位为 mol。V_{A+B} 为溶液体积,即溶剂 A 和溶质 B 的体积之和,单位为 L。B 物质的质量浓度(ρ_B)表示单位体积溶液中所含溶质 B 的质量,单位为 g/L。即 $\rho_B = m_B/V_{A+B}$,其中,m_B 为溶质 B 的质量,单位为 g。V_{A+B} 为溶液体积,即溶剂 A 和溶质 B 的体积之和,单位为 L。

第一节 实验常用试剂的配制

一、常用生理盐溶液的成分及配制量

医学机能学实验中常用的生理盐溶液有林格液、乐氏液、台氏液和生理盐水,其成分各异。

生理盐溶液的配制方法(表 1-3-1):将 $CaCl_2$ 单独配制成比所需浓度溶液高 10 倍的溶液,将其余成分一并配制成比所需浓度溶液高 10 倍的溶液,此两种配制成的高 10 倍溶液存放备用。使用时,首先将其余成分配制成的高 10 倍的溶液稀释,然后再缓慢加入相应的配制成的高 10 倍 $CaCl_2$ 溶液,加蒸馏水至应有的量,这样既方便准备工作,又不致产生钙盐沉淀。此外,葡萄糖应在用前临时加入,因加入葡萄糖的溶液不能久置。

用基础溶液配制生理盐溶液方法(表 1-3-2):一般先将各成分分别配制成一定浓度的母液,而后依表 1-3-2 中所示容量混合。需要注意的是,$CaCl_2$ 不能先加入,必须在其他基础溶液混合,并加蒸馏水稀释之后,再一边搅拌一边逐滴加入 $CaCl_2$,以防溶液生成沉淀。另外,葡萄糖也应在用前临时加入。

表 1-3-1 常用生理盐溶液中固体成分的含量

试剂及剂量	林格液 (两栖动物)	乐氏液 (哺乳动物)	台氏液 (哺乳动物小肠)	生理盐水	
				两栖动物	哺乳动物
NaCl(g)	6.5	9	8	6.5	9
KCl(g)	0.14	0.42	0.2	—	—

续表

试剂及剂量	林格液（两栖动物）	乐氏液（哺乳动物）	台氏液（哺乳动物小肠）	生理盐水	
				两栖动物	哺乳动物
$CaCl_2$（g）	0.12	0.24	0.2	—	—
$NaHCO_3$（g）	0.2	0.1～0.3	1	—	—
NaH_2PO_4（g）	0.1	—	0.05	—	—
$MgCl_2$（g）	—	—	0.1	—	—
葡萄糖（g）	2（可不加）	1～2.5	1	—	—
蒸馏水加至（ml）	1000	1000	1000	1000	1000
pH	7.0～7.2	7.5	8	—	—

注：生理盐溶液应保持一定的温度和pH，并通以氧气、空气或二氧化碳和空气的混合气体

表 1-3-2　配制常用生理盐溶液所需的基础溶液及所加量

母液成分	母液浓度（%）	林格液（ml）	乐氏液（ml）	台氏液（ml）
NaCl	20	32.5	45	40
KCl	10	1.4	4.2	2
$CaCl_2$	10	1.2	2.4	2
$NaHCO_3$	1	1	—	5
NaH_2PO_4	5	—	—	2
$MgCl_2$（g）	5	4	2	20
葡萄糖（g）	10	20	10～25	10
蒸馏水加至（ml）		1000	1000	1000

二、常用的抗凝剂

机能学实验中涉及抗凝剂的使用情况较多，如血压测定前的动脉插管、输液时防止血液凝固等。因而，应了解常用抗凝剂的有关知识。各种动物实验常用抗凝剂浓度和用量详见表 1-3-3。

表 1-3-3　各种动物实验常用抗凝剂浓度和用量

抗凝剂	体内抗凝剂剂量或浓度				体外抗凝剂用量（每毫升血液的用量）	备注
	鼠	家兔	猫	犬		
草酸钾	—	—	—	—	1～2mg	溶液常用浓度为2%～10%
硫酸钠或硫酸镁（%）	20	20	20	25	—	镁离子有中枢抑制作用
肝素（mg/kg）	0.025～0.03	10	10	5～10	0.1～0.2mg	1mg = 100 U
枸橼酸钠（%）	6	6	7	5	3～6mg	碱性强，影响心脏
硫酸钠（%）	—	15	—	—		多用于小动物

续表

抗凝剂		体内抗凝剂剂量或浓度				体外抗凝剂用量（每毫升血液的用量）	备注
		鼠	家兔	猫	犬		
酸性枸橼酸葡萄糖（ACD）	枸橼酸钠（%）	—	5.6	—	—	—	用于新鲜抽提或冻存的血样品，实验室常用
	枸橼酸（%）	—	0.5	—	—	—	
	葡萄糖（%）	—	2.9	—	—	—	

注：%为抗凝剂水溶液的浓度

第二节　实验药物用量换算

1. 人和动物间按体型系数换算药物剂量　机能学实验中常用药物剂量按毫克每公斤体重（mg/kg）计算。人和动物种属不同时，其药物剂量亦不同。即使同种也会因体重不同而所给药物剂量不同。因而应准确计算出不同种属、同种属但不同体重动物的剂量。用于人和不同种属动物及同种属但不同体重的人和动物的给药剂量计算公式为

$$d_B = d_A \times R_B/R_A \times (W_A/W_B)^{1/3} \tag{1-3-1}$$

式中，d_A、d_B 是人和动物的每公斤体重剂量（mg/kg）；R_A、R_B 是人和动物体型系数，可由表 1-3-4 查到；W_A、W_B 是人和动物的体重（kg）值。

表 1-3-4　人和种属动物的体型系数

人和动物	小鼠	大鼠	豚鼠	家兔	猫	猴	犬	人
体型系数	59	90	99	93	82	111	104	100

例 1：已知 12kg 成年犬剂量为 33mg/kg，求 4kg 幼犬的给药剂量。

$d_A = 33$mg/kg，$R_A = R_B = 104$，$W_A = 12$kg，$W_B = 4$kg。

则 4kg 幼犬的给药剂量 $d_B = 33 \times 104/104 \times (12/4)^{1/3} = 47.59$mg/kg

例 2：已知 20g 小鼠用药剂量为 3.2mg，求 12kg 犬每公斤体重给药剂量。

$d_A = 3.2$mg/0.02kg $= 160$mg/kg，$R_A = 59$，$R_B = 104$，$W_A = 0.02$kg，$W_B = 12$kg。

则 $d_B = 160 \times 104/59 \times (0.02/12)^{1/3} = 33.4$mg/kg

2. 人和动物间按体表面积折算等效剂量的换算　公式 1-3-1 用于计算人和动物间给药剂量较为准确，但相对较复杂。一般情况下可用查表法大略换算（表 1-3-5）。

表 1-3-5　人和动物间按体表面积折算等效剂量比值表

	20g 小鼠	200g 大鼠	400g 豚鼠	1.5kg 家兔	2kg 猫	4kg 猴	12kg 犬	70kg 人
20g 小鼠	1.0	7	12.25	27.8	29.0	64.1	124.2	387.9
200g 大鼠	0.14	1.0	1.74	3.9	4.2	9.2	17.8	56
400g 豚鼠	0.08	0.57	1.0	2.25	2.4	5.2	10.2	31.5
1.5kg 家兔	0.04	0.25	0.44	1.0	1.08	2.4	4.5	14.2
2kg 猫	0.03	0.23	0.41	0.92	1.0	2.2	4.1	13
4kg 猴	0.016	0.11	0.19	0.42	0.45	1.0	1.9	6.1

续表

	20g 小鼠	200g 大鼠	400g 豚鼠	1.5kg 家兔	2kg 猫	4kg 猴	12kg 犬	70kg 人
12kg 犬	0.008	0.06	0.1	0.22	0.24	0.52	1.0	3.1
70kg 人	0.0026	0.018	0.031	0.07	0.076	0.16	0.32	1.0

表 1-3-5 列出了人和动物间体表面积折算比值,通过该表可快速计算出人和各种动物所需的用药剂量。

例如,已知某药用于小鼠的有效剂量为 5mg/kg,求该药对家兔的等效剂量。查表 1-3-5,从横向列表的动物种类中找到家兔,再从竖向排列的动物种类中找到小鼠,两相对应的数据为 27.8,则:5mg/kg×27.8=139mg/kg。

因而,该药对家兔的等效剂量约为 139mg/kg,可试用该剂量进行家兔的药效实验,并根据药物反应适当调整剂量。

再如,某药进行大鼠的慢性毒性实验结果表明,该药对大鼠有明显毒性的剂量为 300mg/kg,还需进行犬的慢性毒性实验,以进一步确定其毒性反应情况。同样可计算设定出犬的慢性毒性实验有毒的剂量:

查表 1-3-5,得出大鼠与犬按体表面积折算的等效剂量比值为 17.8,则:300mg/kg×17.8 = 5340mg/kg,可将该剂量作为犬慢性毒性实验中的大剂量组用药量。

第四章　动物实验的基本知识和基本技术

第一节　实验动物的基本知识

一、实验动物的种类及其特点

1. 牛蛙与蟾蜍　两者均属于两栖纲，无尾目。牛蛙与蟾蜍均是教学实验中常用的小动物。其心脏在离体情况下仍可有节奏地搏动很久，可用于心功能不全的实验。蛙舌与肠系膜是观察炎症和微循环变化的良好标本。此外，蛙还能用于水肿和肾功能不全的实验。

2. 小鼠　属于哺乳纲，啮齿目，鼠科。其繁殖周期短、产仔多、生长快，饲料消耗少，温顺易捉，操作方便，又能复制出多种疾病模型，是医学实验中用途最广泛和最常用的动物，大量应用于肿瘤的研究、各种药物筛选及缺氧等实验。

3. 大鼠　亦属鼠科，性情不如小鼠温顺，受惊时表现凶恶，易咬人。雄性大鼠间常发生殴斗和咬伤。大鼠具有小鼠的一些优点，故在医学实验中的用量仅次于小鼠，主要用于水肿、炎症、休克、心功能不全、肾功能不全等实验研究。

4. 豚鼠　又名荷兰猪，原产于欧洲中部，属于哺乳纲，啮齿目，豚鼠科。性情温顺，胆小，不咬人也不抓人。豚鼠可分为短毛、长毛和刚毛3种。短毛种豚鼠的毛色光亮而紧贴于身，生长迅速，抵抗力强，可用于实验。其余两种对疾病非常敏感，不宜用于实验。豚鼠可用于钾代谢障碍、酸碱平衡紊乱等方面的实验。

5. 家兔　属于哺乳纲，啮齿目，兔科，为草食哺乳动物。家兔品种很多，在实验室中常用的有：

（1）青紫蓝兔：体质强壮，适应性强，易于饲养，生长较快。

（2）中国本兔（白家兔）：抵抗力低于青紫蓝兔。

（3）新西兰白兔：是近年来引进的大型优良品种，成熟兔体重4～5.5kg。

（4）大耳白兔：耳朵长、大，血管清晰，被毛纯白，但抵抗力较为低下。

家兔性情温顺、怯懦、惊疑、胆小，是常用的实验动物，主要用于血压测定、钾代谢障碍、酸碱平衡紊乱、水肿、炎症、缺氧、发热、弥散性血管内凝血（DIC）、休克及心功能不全等实验研究。

6. 犬　属于哺乳纲，食肉目，犬科。犬的嗅觉很灵敏，对外部环境的适应力强，血液、循环、消化和神经等系统均很发达，与人类很相近。犬喜欢接近人，易于驯养，经过训练能很好地配合实验，因而广泛适用于许多系统的急、慢性实验研究，是常用的实验动物之一，可用于酸碱平衡紊乱、DIC、休克、药效观察及毒理实验。

二、实验动物的选择

根据不同的实验目的，选择使用相应的种属、品系和个体，是实验研究成败的关键之一。教学实验所用的动物数量较少，因而实验动物选择正确与否，则更为重要。

1. 种属的选择 不同种属的动物对于同一致病刺激和病因的反应也不同。例如，变态反应（超敏反应）的研究宜选用豚鼠，因为豚鼠易致敏。动物对致敏物质反应程度的强弱大致为：豚鼠＞家兔＞犬＞小鼠＞猫＞蛙。因家兔体温变化灵敏，故常用于发热、热原鉴定、解热药和过热的实验。犬、大鼠、家兔常用于高血压的研究。肿瘤研究则大量采用小鼠和大鼠。

2. 实验动物的个体选择 同一品系的实验动物，对同一致病刺激物的反应存在个体差异。造成个体差异的原因与年龄、性别、生理状态和健康情况等有关。

（1）年龄：年幼动物一般较成年动物敏感。应根据实验目的选用适龄动物。动物年龄可按体重大小来估计。急性实验多选用成年动物。大体上成年小鼠重量为 20～30g，大鼠为 180～250g，豚鼠为 450～700g，家兔为 2～2.5kg，猫为 1.5～2.5kg，犬为 9～15kg。慢性实验最好选用年幼动物，减少同一批实验动物的年龄差别，可以增加结果的正确性。

（2）性别：实验证明不同性别对同一致病刺激的反应也不同。例如，心脏再灌注后综合征实验与氨基半乳糖实验性肝细胞性黄疸实验，雄性大鼠比雌性大鼠容易成功。因此在实验研究中，即使对性别无特殊要求时，在各组中仍宜选用雌雄各半。如已证明无性别影响时，亦可雌雄不拘。雌、雄性别通常根据征象区分性别（表 1-4-1）。

表 1-4-1 性别判定的征象

雄性	雌性
有明显的阴囊	有较明显的乳头
生殖孔有性器官突起	无性器官突起
肛门：外生殖器间距较大	肛门：外生殖器间距较小
体大且躯干前部较发达	体小且躯干后部较发达

（3）生理状态：动物的特殊生理状态，如妊娠、哺乳期机体的反应性有很大变化，在个体选择时，应该予以考虑。

注意：熟悉常见实验动物一般生物学数据参考值，饲料、饮水需求量和排便、排尿量以及常用繁殖生物学数据见附表1～附表3。

（4）健康情况：实验证明，动物处于衰弱、饥饿、寒冷、炎热、疾病等情况下，实验结果很不稳定。健康情况不好的动物，不能用于实验。判定哺乳类动物健康状况的外部表征有：

1）一般状态：发育良好，眼睛有神，爱活动，反应灵活，食欲良好。

2）头部：眼结膜不充血，瞳孔清晰。眼、鼻部均无分泌物流出。呼吸均匀，无啰音，无鼻翼煽动，不打喷嚏。

3）皮毛：清洁柔软而有光泽，无脱毛，无蓬乱现象。皮肤无真菌感染表现。

4）腹部：不膨大，肛门区清洁无稀便，无分泌物。

5）外生殖器：无损伤，无脓痂，无分泌物。

6）爪趾：无溃疡，无脓痂。

第二节　实验动物的基本技术

一、动物的捉拿、固定和编号方法

1. 动物的捉拿和固定

（1）蛙：捉拿蛙时宜用左手将其握住，以中指、环指和小指压住其左腹侧和后肢，拇指和示指分别压住右、左前肢，右手进行操作。术者在捉拿蟾蜍时勿碰压耳侧的毒腺，提防毒液射入眼中。如需长时间观察可破坏其脑脊髓，用大头针/蛙腿钉将蛙固定在蛙板上，见图1-4-1。

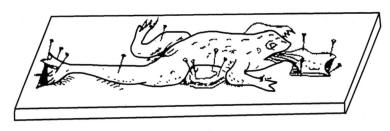

图1-4-1　观察蛙舌和肠系膜微循环的固定方法

（2）小鼠：较大鼠温和，但也要提防被它咬伤，一般不需要戴手套捕捉，可用右手轻抓鼠尾，提起并置于鼠笼上，将鼠尾略向后拉，用左手的拇指、示指和中指抓住小鼠两耳后项背部皮毛，以环指及小指夹住鼠尾即可（图1-4-2），也可在麻醉后固定于小鼠固定板上。

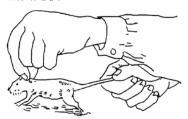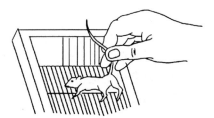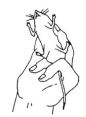

图1-4-2　小鼠捉拿法

（3）大鼠：性烈，齿锋利，捕捉时要提防被它咬伤。从鼠笼捉拿时，可用海绵钳夹住其项背皮毛（切勿夹其尾巴）或戴厚手套，捉住其尾巴，提出并置于实验台上，以左手握住其整个身体后进行操作。在数层厚布或手套的保护下，左手将大鼠压住，示指放在左前肢前，中指放在左前肢后，拇指置于右前肢前。将头部和上肢固定在手中，再用左手掌和其余手指的力量将鼠身握住（图1-4-3），右手进行操作。若需做手术，则在其被麻醉后绑在固定板上。

（4）家兔：性情温顺，较易捕捉。自笼内取出时，应用手抓住其项背近后颈处皮肤，提离笼底。如家兔肥大或怀孕，应再以另一只手托住其臀部或腹部，将其重心承托在掌上，见图1-4-4（1）、（2）。切忌强提家兔耳或某一肢体，强行将其从笼中拖出。家兔足爪锐利，谨防被其抓伤。将家兔作仰卧时，一手仍抓住其颈部皮肤将家兔翻转，另一手顺腹部抚摸至其膝关节，换手臂压住膝关节，再进行捆绑固定。按实验要求，用兔盒或兔台固定家兔。若仅做家兔头部操作，如耳缘静脉注射或取血，可将家兔固定在兔盒中，见图 1-4-4（3）。若需要观察家兔血压、呼吸或进行颈、胸、腹部手术时，应将家兔以仰卧位固定于兔台上。方法是先在家兔四肢绑好固定带，后肢系在踝关节以上，前肢在腕关节以上，然后将家兔以仰卧位放在兔台上，头部用家兔头固定器固定，四肢固定带分别系在兔台的铁柱上，见图 1-4-4（4）。

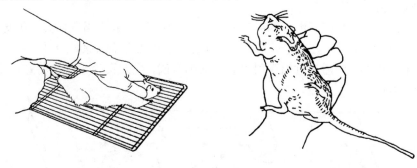

图 1-4-3 大鼠捉拿法

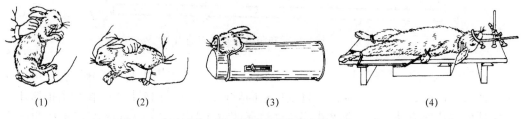

| (1) | (2) | (3) | (4) |

图 1-4-4 家兔的捉拿与固定

（5）犬：较高等的动物，熟则驯服合作，生则凶悍咬人。捕捉驯服的犬，可以从侧面靠近，轻轻抚摸其项背部皮毛，然后用固定带迅速绑住其嘴，在上颌打一个结，再绕回下颌打第二个结，然后引至后颈项部打第三个结（图 1-4-5）。对未经驯服的犬，可使用犬头钳夹住其颈部，将犬按倒地，静脉麻醉后再移去犬头钳，把犬放在实验台上，用犬头固定器固定头部，四肢固定方法与家兔固定法相同。

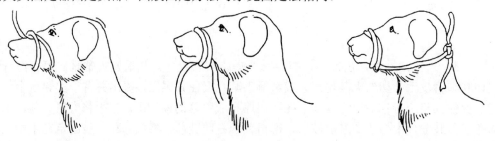

图 1-4-5 犬嘴捆绑法

2. 动物的编号方法 大动物可用特制的铝质号码牌固定在项或耳上。小动物可用黄色的饱和苦味酸溶液、硝酸银溶液、中性红或品红溶液涂在毛上标号。编号的原则是先左后右，从前往后。一般把记在左前腿上的记为 1 号，左侧腹部记为 2 号，左后腿记为 3 号，头顶部记为 4 号，腰背部记为 5 号，尾基部记为 6 号，右前腿上的记为 7 号，右侧腹部记为 8 号，右后腿记为 9 号。若动物编号超过 10 或更大的数字，可使用上述两种不同颜色的溶液，即把一种颜色作为个位数，另一种颜色作为十位数，这样交替使用可编到 99 号。例如，把红色记为个位数，黄色记为十位数，这样左前腿黄色，左侧腹部红色，则表示是 12 号，其余类推（图 1-4-6）。

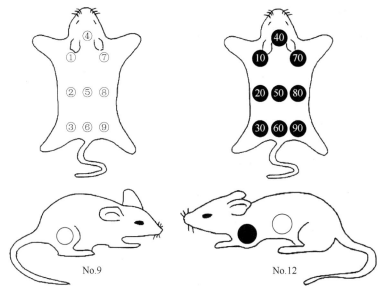

图 1-4-6　动物编号示意图

二、动物给药途径和方法

动物给药的途径和方法可根据实验目的、动物种类和药物剂型而定，常用的方法简介如下。

1. 经口给药　有口服与灌胃两种方法。口服法可将药物放入饲料或溶于饮用水中，使动物自行摄取；保证剂量准确，可应用灌胃法。现将小鼠、大鼠及家兔的灌胃法简介如下。

（1）小鼠：按前述捉拿法用左手抓住小鼠，使腹部朝上，右手持灌胃器（由 1～2ml 注射器连接磨钝的注射针头构成），先从小鼠口角处插入口腔，以灌胃管压其上腭，使口腔和食管成一直线后，再把灌胃管沿上腭徐徐送入食管，在稍有抵抗感时（此位置相当于食管通过膈肌的部位）即可注入药液（图 1-4-7）。如注射顺利，小鼠安静，呼吸无异常；如小鼠强烈挣扎不安，可能导致灌胃管针头未进入胃内，必须拔出重插，以免误入气管造成窒息死亡。小鼠一次灌药量一般为 0.2～0.3ml/10g。

（2）大鼠：灌胃方法与小鼠相似，但采用安装在 5～10ml 注射器上的金属灌胃管（长 6～8cm，直径 1.2mm，尖端为球状的金属灌胃管），有时灌胃需两人配合。大鼠一次灌药量为 1～2ml/100g。

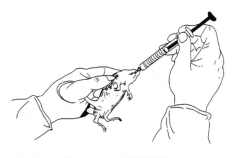

图 1-4-7　小鼠灌胃法

（3）家兔：灌胃用胃管配以一个木制开口器。灌胃时需两人合作，一术者坐好，将家兔的躯体和下肢夹在两腿之间，左手紧握其双耳，固定其头部，右手抓住其前肢，另一术者将木制开口器横放于家兔口中，并将家兔舌头压在木制开口器之下，再使胃管通过木制开口器中部的小孔慢慢沿上腭插入食管 16～20cm。避免误入气管，可将胃管的外端放于清水杯中，若有气泡从胃管口逸出，应拔出再插。如无气泡逸出，表明胃管在胃内，即可将药液注入，然后再注入少量清水，将胃管内药液冲入胃内，灌胃完毕后，先拔出胃管，后取下木制开口器（图 1-4-8）。家兔一次灌胃量一般为 10ml/kg。

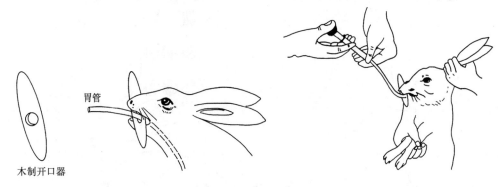

图 1-4-8　家兔灌胃法

2. 注射给药

（1）皮下注射：术者用左手提起动物皮肤，右手将针刺入皮下，然后注入药物。

（2）皮内注射：先在动物注射部位剪毛、消毒，然后术者用左手拇指和示指把皮肤按紧，在两指中间用细针头刺入皮下注入药物，如注射正确，则注药处出现一白色小皮丘。

（3）肌内注射：应选动物肌肉发达的部位，一般多选动物臀部或股部，注射时将注射针头迅速刺入动物肌肉，回抽如无回血，即可进行注射。

（4）腹腔注射：常用于大鼠或小鼠给药。术者用左手捕捉、固定动物，右手将注射针头自动物左下腹部刺入皮下后再穿过动物腹肌，缓缓注入药液（图 1-4-9），切勿刺入肝脏及肠腔。

（5）静脉注射

1）蛙：将蛙仰卧位固定，沿腹中线稍左剪开腹肌翻转，可见腹静脉紧贴腹壁肌肉下行，将针刺入即可（图 1-4-10）。

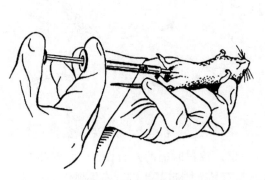

图 1-4-9　小鼠腹腔注射法

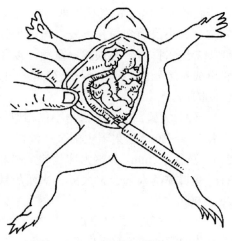

图 1-4-10　蛙腹腔静脉注射法

2）小鼠和大鼠：一般采用尾静脉注射（图 1-4-11），大鼠尾部角鳞较多，注射前需先刮去。鼠尾静脉有三根，两侧及背侧各一根（图 1-4-12），左右两侧尾静脉较易固定，应优先选择。注射时先将动物固定在鼠筒或玻璃罩内，使鼠尾露出，在 45～50℃热水中浸泡，或用二甲苯涂擦，使其血管扩张，以左手示指压住鼠尾，拇指和中指（或环指）夹住尾巴末端，右手持注射器连 4 号细针头，从尾下 1/4 处进针，如针确定已在静脉内，则进药无阻，否则局部发白隆起，应拔出注射针头再移向前方静脉部位重新穿刺。

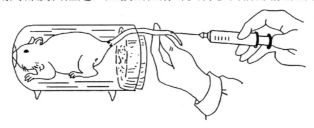

图 1-4-11　小鼠尾静脉注射法

3）家兔：一般采用外侧耳缘静脉注射，家兔耳血管分布见图 1-4-13。注射时应先除去注射部位的被毛，用浸有乙醇溶液的棉球涂擦或用示指轻弹兔耳，使静脉充盈，左手示指与中指夹住静脉的近心端，阻止静脉回流，用拇指和环指固定耳缘静脉远心端，右手持注射针尽量从远端刺入，然后移动左手拇指固定注射针头，将药液注入（图 1-4-14）。

4）犬：静脉注射多选择前肢内侧头静脉（图 l-4-15）或后肢小隐静脉（图 1-4-16），注射时应先剪去注射部位的被毛，用手压迫静脉近心端，使血管充盈，针自远心端刺入血管，固定注射针头，待有回血后，徐徐注入药液。

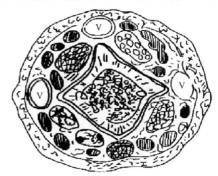

图 1-4-12　鼠尾的横断面

V 为鼠尾静脉

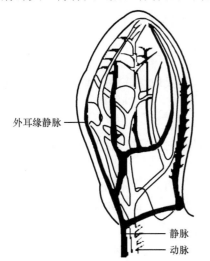

外耳缘静脉

静脉
动脉

图 1-4-13　家兔耳血管分布

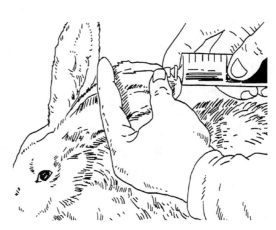

图 1-4-14　家兔耳缘静脉注射

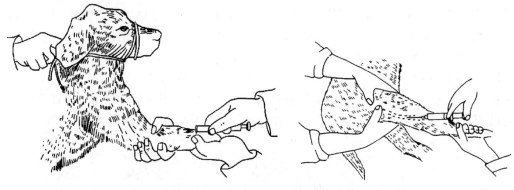

图 1-4-15　犬前肢内侧头静脉注射法　　　　图 1-4-16　犬后肢小隐静脉注射法

三、实验动物的麻醉方法

为减少疼痛，使动物安静，便于进行手术，需将动物麻醉。麻醉方法可分为局部麻醉和全身麻醉两种。

1. 局部麻醉　常用于表层手术。常用 1% 普鲁卡因溶液在手术切口部位做浸润注射。注射时，循切口方向把注射针头全插入皮下，先回抽一下针筒芯，无血液回流时，方可注入，以免将麻醉药误注入血管。推注麻醉药时要一边注射一边将注射针头向外拉出。第二针可从前一针所浸润的末端开始，直至切口部位完全浸润为止（药物用量：家兔颈部手术需 2~3ml，股三角区手术需 1~2ml）。

2. 全身麻醉　常用于部位较深或操作范围较广泛的手术。麻醉后如动物卧倒不动，呼吸变深、变慢，四肢松弛无力，角膜反射迟钝，则表明动物已完全麻醉。全身麻醉用的麻醉药，可分为吸入麻醉和注射麻醉两类。

（1）吸入麻醉：常用的有乙醚，多用于小鼠、大鼠和豚鼠。将动物放在干燥器或倒扣的烧杯内，内置浸有乙醚的棉球或纱布团。待动物吸入乙醚倒下后，即已麻醉。乙醚作用时间短，为维持麻醉可将浸有乙醚的棉球装入小瓶内，置于动物的口、鼻处以持续吸入乙醚。

（2）注射麻醉：可通过静脉、肌内或腹腔注射进行麻醉。

四、实验动物的处死法

急性动物实验结束后，常需将动物处死，另外，因采取脏器、组织等特殊需要也常处死动物。处死方法随动物种类不同而各异。

1. 小鼠和大鼠的处死方法

（1）颈椎脱臼法：右手抓住鼠尾用力后拉，同时左手拇指与示指用力向下按住鼠头，将脊髓拉断，鼠立即死亡（图 1-4-17）。

（2）断头法：在鼠颈部用剪刀将鼠头剪掉（图 1-4-18），鼠因断头和大出血而死。

（3）打击法：右手抓住鼠尾并提起，用力摔击鼠头（也可用小木槌用力打击鼠头）使鼠致死。

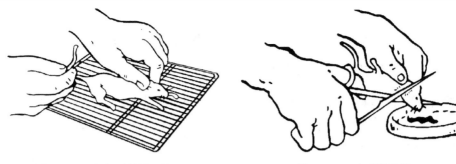

图 1-4-17 小鼠颈椎脱臼法　　　　图 1-4-18 小鼠断头法

2. 豚鼠、家兔、猫、犬的处死方法

（1）空气栓塞法：向动物静脉内注入一定量空气，使之发生空气栓塞而致死。家兔、猫静脉内注入空气的量为 20～40ml，犬为 80～150ml。

（2）急性放血法：自动脉（颈动脉或股动脉）快速放血，使动物迅速死亡。

（3）破坏延脑法：实验中如已暴露脑髓，可用器具破坏延脑使动物死亡。

（4）开放气胸法：将动物开胸，造成开放性气胸，导致肺萎陷而使动物窒息死亡。

（5）化学药物致死法：常用静脉内快速注入过量氯化钾（KCl），使其心脏骤停致死。

（6）过量麻醉致死法：静脉内注入过量麻醉药物使动物致死。

五、机能学实验方法

机能学实验以动物实验为主，实验方法分为急性实验和慢性实验。

1. 急性实验　可以在短时间内完成，是我们教学实验中常用的方法。这是因为实验课的时间有限，必须在 2～3h 内得出实验结果，以便进行分析、总结。急性实验的优点是：①可于短期内在动物身上复制出疾病模型，利用肉眼或仪器直接观察其功能、代谢的各种变化，较快得出实验结果。②不需要严格无菌操作，比较简单方便。适用于某些疾病急性过程研究。但急性实验也存在一些缺点：①观察时间短，所得结果常不够全面。②急性手术创伤或麻醉等实验操作对实验结果有一定影响。急性实验结果常需要慢性实验与临床研究加以校正。

2. 慢性实验　是先在无菌条件下给动物施行手术（如各种瘘管、脏器的切除或移植等），待其恢复健康后再进行实验和观察。慢性实验的优点有：①实验过程中动物的状况接近自然生活条件。②可进行较长时间的连续的、系统的观察，能对病理过程中的功能、代谢等变化进行综合分析，研究结果可靠性较高。适用于疾病整个过程或慢性疾病病理过程的实验研究。慢性实验的缺点主要包括：①观察时间长，实验设备和技术要求高，人力、物力投入较大。②短时间内得不出实验结果，不适合于教学实验。

急性实验与慢性实验各具其优缺点，在医学研究中，二者是相辅相成，不可偏废，可根据实验目的和要求灵活选用。

在实验研究中，还应该设立对照实验，这样才能客观地判断所得结果的正确性。对照实验有两种，即同体（或自身）对照和异体对照。同体对照为实验动物自身实验前后或造成疾病模型前后有关指标或数据的对比；异体对照为按照统计学方法用配对、配组的方法进行实验，也就是用另一个或另一组健康和生理情况（如年龄、性别、体重等）相似的同种动物作为实验的对照。

六、急性动物实验常用手术方法

（一）气管、颈总动脉、颈外静脉分离术

1. 气管分离术 麻醉后，用手术刀沿正中线，从甲状软骨处向下至胸骨上缘 5～6cm 作一纵行切口，用小号弯钳向下分离。分开颈部正中的肌群后即可看到气管。分离气管并在下面穿一根粗丝线，插管结扎时用。

2. 颈总动脉分离术 颈总动脉位于气管两侧，分离出气管后，在其两侧可见到搏动着的颈总动脉，用眼科镊或小弯钳细心分离出左侧的颈总动脉（游离长度需 3～4cm），在下面穿细线两根备用。若有颈总动脉的分支，应将分支两端结扎，在其中间剪断。

3. 颈外静脉分离术 颈外静脉表浅，位于颈部皮下。用手将右侧切口外翻，将组织轻轻顶起，在胸锁乳头肌外缘，可见到粗大、呈暗紫色的颈外静脉（图 1-4-19）。沿其走向，将右颈外静脉分离出 3～4cm，穿两根线备用。

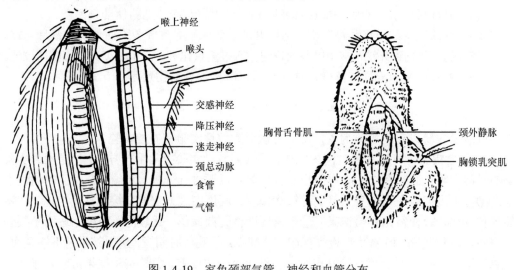

图 1-4-19 家兔颈部气管、神经和血管分布

（二）气管及颈部血管插管术

1. 气管插管术 在甲状软骨下端 0.5～1cm 处，用组织剪沿两个软骨环的间隙剪一约达气管直径一半以上的横切口，再向头侧剪断 2 个气管软骨，使切口呈"⊥"形，向下端方向插入气管插管，结扎、固定（为防滑脱，应再将线固定在插管分叉处）。

2. 颈总动脉插管术 颈总动脉插管的目的为放血或测定动脉血压。

（1）放血：将左侧颈总动脉分离后，用动脉夹夹住颈总动脉近心端，结扎其远心端，两端间距 3cm 左右。用左手小拇指或用眼科镊的柄垫起这段游离的动脉，用眼科剪在靠近心端结扎处剪一"V"形小口（约为血管直径的 1/3 或 1/2），将充满抗凝溶液的动脉插管(插口上缘约 2cm 处贴有胶布)从剪口处沿向心方向插入颈总动脉内约 2cm(注意插入时管尖端与血管保持平行，勿使尖端戳破血管)，插入后用备好的细线结扎固定，为防止插头滑出，应将结扎线再固定于动脉插管的胶布上。小心打开动脉夹，可见血液冲进动脉插管，即可进行放血。

（2）测定动脉血压

1）插管前

A. 先将与三通管相连的动脉插管通过张力换能器输入到 BL-420N 系统面板 1 通道。打开 BL-420N 系统，在菜单栏选择"实验项目→循环实验→家兔动脉血压的调节"实验模块（或选择信号通道→1 通道→压力），以记录血压。

B. 加压，使三通管及动脉插管内充满抗凝溶液，同时排除管内气泡，并将 BL-420N 系统记录的基础压打到 100mmHg 的水平。

2）插管并记录血压的变化：方法同上，将通过三通管与张力换能器相连的动脉插管从剪口处沿向心方向插入左侧颈总动脉内约 2cm。结扎固定动脉插管后（方法同上），小心打开动脉夹，即可见血液冲进动脉插管。此时即可通过 BL-420N 系统记录血压的变化。

3. 颈外静脉插管术 颈外静脉插管用于注射药液（以下简称注药）、输血、输液和测量中心血压。将右侧颈外静脉分离后，用动脉夹夹住颈外静脉游离段的近心端，结扎其远心端，用左手小拇指或用眼科镊的柄垫起这段游离的静脉，用眼科剪在靠近近心端结扎处剪一"V"形小口（约为血管直径的 1/3 或 1/2），将充满抗凝溶液并连有输液装置的静脉插管（插口上缘约 4cm 处贴有胶布）从剪口处沿向心方向插入颈外静脉内（注意插入时管尖端与血管保持平行，勿使尖端戳破血管），进入 3～4cm，作结扎固定，为防止插头滑出，应将结扎线再固定于静脉插管的胶布上。打开动脉夹即可注药或输液（注药或输液须事先排除输液管道中的气泡）。若插管用于测量中心静脉压时，插管插入深度应为 5～8cm。

（1）插管前

1）先将与三通管相连的静脉插管通过压力传感器输入到 BL-420N 系统面板 2 通道。打开 BL-420N 系统，在菜单栏选择"信号通道→2 通道→中心静脉压"，以记录中心静脉压。

2）使三通管及静脉插管内充满抗凝溶液，同时排除管内气泡。

（2）插管并记录中心静脉压的变化：同上法，将通过三通管与压力传感器相连的静脉插管（插口上缘约 8cm 处贴有胶布）从剪口处沿向心方向插入颈外静脉，插管过程中小心打开动脉夹，插入 5～8cm 时，通过 BL-420N 系统观察中心静脉压的波形变化，出现典型的中心静脉压的波形变化后，同上法结扎固定静脉插管。

（三）股动脉分离术与插管术

股动脉插管的目的为放血及测定动脉血压。

1. 先在股部用手指触及股动脉搏动，以辨明其走向，在该处作局麻，沿动脉走向作 4～5cm 的手术切口，用小弯钳小心分离肌肉及深部筋膜即可见到暴露的股三角区，股动脉、股静脉及股神经即由此三角区通过，股神经位于外侧，股静脉位于内侧，股动脉位于中间偏深处（图1-4-20）。

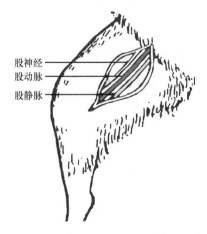

股神经
股动脉
股静脉

图 1-4-20 家兔股部神经、血管暴露法

2. 用眼科镊小心地将股动脉与股神经、股神经间的结缔组织分离开，游离出 2～3cm 的股动脉（分离时要小心，勿伤及股动脉分支），在动脉下方穿两根线备用。

3. 用动脉夹夹住分离出的动脉段近心端，结扎远心端，在远心端处剪口并将充满肝素溶液的导管插入，结扎固定，打开动脉夹即可放血。

第二部分 医学机能学基础性、验证性实验

第一章 生理学基础性、验证性实验

实验 1 坐骨神经腓肠肌标本制备

【实验目的】 学习坐骨神经腓肠肌标本制备方法。

【实验原理】 蛙的一些基本生命活动和生理功能与恒温动物相似，而其离体组织所需的理化条件比较简单，易于控制和掌握。因此，在实验中常用蟾蜍或牛蛙坐骨神经腓肠肌标本来观察兴奋性、兴奋过程、刺激的一般规律以及骨骼肌的收缩特点等。

【实验对象】 蟾蜍或牛蛙。

【药品与器材】 林格液、蛙板、玻璃板、粗剪刀、组织剪、眼科剪、组织镊、眼科镊、探针、玻璃分针、培养皿、锌铜弓、丝线、瓷盘等。

【标本制作方法】 参见图 2-1-1。

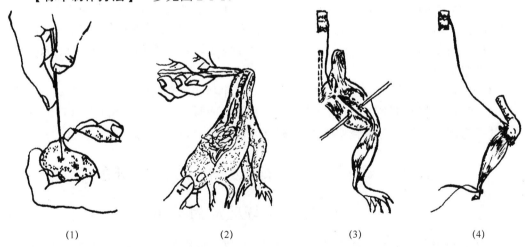

| (1) | (2) | (3) | (4) |

图 2-1-1 蛙坐骨神经腓肠肌标本制备

1. 破坏脑和脊髓 术者取蛙一只，用自来水冲洗干净。左手握住蛙，用示指压住头部前端，使头前俯，右手持探针从枕骨大孔垂直刺入，然后向前刺入颅腔，左右搅动捣毁脑组织；将探针抽出再由枕骨大孔向后刺入脊椎管捣毁脊髓。此时如蛙的四肢松软，呼吸消失，表示脑脊髓已完全破坏，否则应按上法再行捣毁[图 2-1-1（1）]。

2. 剪除躯干上部及内脏 在骶髂关节水平以上 0.5～1.0cm 处剪断脊柱，左手握蛙后肢，用拇指压住骶骨，使蛙头与内脏自然下垂，右手持粗剪刀，沿两侧剪除其内脏

及头胸部（注意勿损伤坐骨神经），仅留下后肢、骶骨、脊柱及由它发出的坐骨神经[图 2-1-1（2）]。

3. 剥皮 术者左手握蛙脊柱断端（注意不要握住或接触神经），右手捏住其上的皮肤边缘，向下剥掉全部后肢的皮肤，将标本放在盛有林格液的培养皿中。

4. 清洗器械 术者将手及用过的粗剪刀、组织镊等全部手术器械洗净，再进行下述步骤。

5. 分离两后肢 术者用组织镊从蛙背部夹住其脊柱将标本提起，剪去向上突出的骶骨（注意勿损伤坐骨神经），然后沿正中线用粗剪刀将脊柱分为两半并从耻骨联合中央剪开两侧后肢，这样两后肢即完全分离。将两条后肢浸于盛有林格液的培养皿中。

6. 制作坐骨神经腓肠肌标本 取一条后肢放于玻璃板上。

（1）游离坐骨神经：将标本背侧向上放置，把梨状肌及其附近的结缔组织剪断，再循坐骨神经沟（股二头肌及半膜肌之间的裂缝处）找出坐骨神经之后肢部分[图 2-1-1（3）]，用玻璃分针小心剥离，在神经完全暴露后，然后用粗剪刀剪下与神经相连的脊柱，用眼科镊提起小块脊柱，用眼科剪剪断坐骨神经的所有分支，并将神经一直游离至膝关节处。

（2）完成坐骨神经小腿标本：将游离干净的坐骨神经搭于腓肠肌上，在膝关节周围剪掉全部大腿肌肉并用粗剪刀将股骨刮干净，然后在股骨中部剪去上段股骨，保留的部分就是坐骨神经小腿标本。

（3）完成坐骨神经腓肠肌标本：将上述坐骨神经小腿标本在跟腱处穿线结扎后剪断跟腱。游离腓肠肌至膝关节处，然后沿膝关节将小腿其余部分全部剪掉，这样就制得一个具有附着在股骨上的腓肠肌并带有支配腓肠肌的坐骨神经的标本[图 2-1-1（4）]。

7. 用锌铜弓检查标本 用经林格液沾湿的锌铜弓迅速接触坐骨神经，如其腓肠肌发生明显而灵敏的收缩，则表示标本的兴奋性良好，即可将标本放在盛有林格液的培养皿中，以备实验之用（如无锌铜弓设备，可用中等强度单个电刺激检查标本的兴奋性）。

【注意事项】
1. 操作过程中，勿污染、压榨、损伤、过度牵拉神经和肌肉。
2. 经常给神经和肌肉上滴加林格液，防止表面干燥，以保持标本正常兴奋性。
【思考题】 你制备的坐骨神经腓肠肌标本兴奋性如何？有哪些操作体会？

实验 2 刺激强度、刺激频率与反应的关系

一、刺激强度与反应的关系

【实验目的】 在刺激时间不变的情况下，观察刺激强度与肌肉收缩强度之间的关系。

【实验原理】 活的神经肌肉组织具有兴奋性，能接收刺激发生兴奋反应。但刺激要引起组织兴奋，其强度和作用时间都必须达到一定的阈值（称强度阈值及时间阈值）。阈值是衡量组织兴奋性大小的客观指标。不同种类的组织兴奋性大小不同，同一种组织的不同单位其兴奋性的大小也不同。例如，各条腓肠肌纤维的兴奋性大小并不同（坐骨神经亦然）。用持续时间且一定的单个刺激直接刺激腓肠肌时，只有当强度达到一定的数值时，才能引起肌肉发生最微弱的收缩，这种能引起最小反应的最小刺激强度称阈强度（或强度阈值），而刚达到强度阈值的刺激叫作阈刺激，这时引起的肌肉收缩称阈收

缩。以后随着刺激的强度增加，肌肉的收缩也相应逐步增大（强度超过阈值的刺激称为阈上刺激），当刺激强度增大达到某一个强度时，肌肉出现最大的收缩反应。此时再继续增大刺激强度，肌肉的收缩不再增大。这种能使肌肉发生最大收缩反应的最小刺激强度称为最适强度。具有这种强度的刺激称为最大刺激，最大刺激引起的肌肉收缩称最大收缩。可见在一定范围内，骨骼肌收缩的大小决定于刺激的强度，这是刺激与组织反应之间的一个普遍规律。

【实验对象】　蟾蜍或牛蛙。

【药品与器材】　林格液、BL-420N 系统、蛙手术器械、肌动器、张力传感器、铁支架、双凹夹等。

【实验步骤和观察项目】

1. 制作蛙坐骨神经腓肠肌标本（见本章实验 1），在林格液中浸泡 10～20min。

2. 将张力传感器和肌动器用双凹夹固定在铁支架上，张力传感器在上，肌动器在下。

3. 将蛙坐骨神经腓肠肌标本固定在肌动器内。标本中的蛙股骨置于肌动器的固定孔内，蛙坐骨神经置于肌动器的刺激电极上，腓肠肌跟腱的结扎线固定在张力传感器的弹簧片上，此连线不宜太紧或太松，并与桌面垂直。

4. 张力传感器的输出端插入 BL-420N 系统面板 1 通道，系统的刺激输出与肌动器的刺激线相连。

5. 打开计算机，进入 BL-420N 系统，显示主界面，在菜单栏选择"实验项目→神经肌肉→刺激强度与反应的关系"实验模块，在出现的对话框中设置参数后，生物信号显示窗口开始描记骨骼肌收缩曲线。

6. 以刚好能描记出收缩曲线时的刺激强度为阈强度，低于阈强度的刺激为阈下刺激，继续增加刺激强度，肌肉收缩曲线的幅度也逐渐增大，但当达到一定的刺激强度时，肌肉收缩曲线的幅度便不再随着刺激强度的增大而增高。以恰好能引起最大收缩反应的刺激为最大刺激（图 2-1-2）。

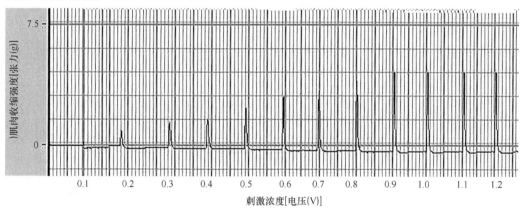

图 2-1-2　刺激强度与肌肉收缩强度的关系

【注意事项】

1. 实验过程中应经常用林格液湿润标本，保持其良好的兴奋性。

2. 实验过程中不能刺激过强而损伤神经。

【思考题】　为什么在阈刺激和最大刺激之间反应随刺激强度而增加？

二、刺激频率与反应的关系

【实验目的】 用不同频率的电刺激（阈上刺激）作用于坐骨神经腓肠肌标本，观察刺激频率与收缩反应之间的关系，了解复合收缩的形成过程。

【实验原理】 不同的刺激频率可使骨骼肌出现不同的收缩形式。若刺激频率较低，刺激间的时间间隔大于肌肉缩短期和舒张期的时间，则肌肉出现一连串的单收缩。若刺激频率逐渐增加，刺激间隔逐渐缩短，肌肉的收缩反应可以融合，如果后一个刺激落在前一收缩的舒张期内，则产生不完全强直收缩；如果后一个刺激落在前一收缩的缩短期内，肌肉处于持续的收缩状态，产生完全强直收缩，强直收缩幅度大于单收缩，而且在一定范围内，收缩强度随刺激频率的增加而增高。

【实验对象】 蟾蜍或牛蛙。

【药品与器材】 林格液、BL-420N 系统、蛙手术器械、肌动器、张力传感器、铁支架、双凹夹。

【实验步骤】

1. 动物坐骨神经腓肠肌标本的制备和装置的连接同前。

2. 打开计算机，进入 BL-420N 系统、显示主界面，在菜单栏选择"实验项目→神经肌肉→刺激频率与反应的关系"实验模块，在出现的对话框中设置参数后，生物信号显示窗口开始描记骨骼肌收缩曲线。

【观察项目】

1. 单收缩 将刺激频率放在单刺激或低频刺激上，描记单收缩曲线。

2. 不完全强直收缩 增加刺激频率，可描记出呈锯齿状的不完全强直收缩曲线。

3. 完全强直收缩 继续增加刺激频率，则可描记出平滑的完全强直收缩曲线（图2-1-3）。

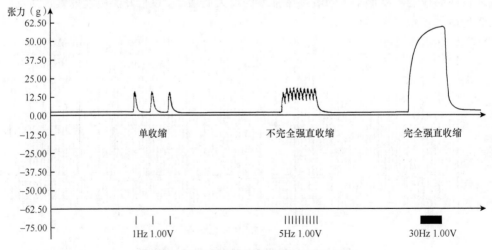

图 2-1-3　刺激频率与肌肉收缩强度的关系

【注意事项】 每次实验之后必须让肌肉休息 1～2min，并用林格液冲洗标本。

【思考题】

1. 说明形成不完全强直收缩和完全强直收缩的条件。

2. 单收缩与复合收缩的振幅不同，说明了什么？

实验 3　ABO 血型鉴定

【实验目的】　学习鉴定 ABO 血型的方法，观察红细胞的凝集现象，掌握 ABO 血型鉴定的原理，通过实验认识血型鉴定在输血中的重要性。

【实验原理】　ABO 血型鉴定的原理主要是根据抗原-抗体反应来进行的。红细胞表面存在的特异性抗原决定了血型，而血清中存在着与红细胞本身不相对应的抗体，如果同种抗原和抗体同时存在，就会发生抗原抗体的凝集反应，使红细胞凝集，进而出现溶血反应，危及生命。因此在临床上，输血前必须进行血型鉴定和交叉配血试验，以确保输血安全。

【实验对象】　人。

【药品与器材】　抗 A 和抗 B 血清、浸有乙醇溶液的棉球、消毒的干棉球、载玻片、采血针、玻璃棒、低倍显微镜、蜡笔。

【实验步骤】

1. 用蜡笔在载玻片两端画两个直径约 2cm 的圆圈，角上分别作"抗 A"和"抗 B"标记，将抗 A 和抗 B 血清分别滴在标有"抗 A"和"抗 B"字样的圆圈内。

2. 用浸有乙醇溶液的棉球消毒被检人耳垂或左手指尖，用消毒的采血针刺破皮肤，采血后将采血针弃入污物桶。

3. 捏住玻璃棒的中间，用一端取少许血与抗 A 血清充分混合，用另一端取少许血与抗 B 血清充分混合。

4. 5～10min 后用肉眼观察有无红细胞凝集现象来判断血型。如无红细胞凝集现象，再混合之，等 20～30min 后再观察，也可在低倍显微镜下观察。

5. 结果观察完毕后，清洗用过的载玻片，弃掉用过的棉球等。

【观察项目】　参照表 2-1-1 来确定血型。观察时注意区别红细胞凝集与红细胞沉积。可用清洁的玻璃棒两端分别搅动两圈内的混合液体，红细胞沉积经搅动后呈烟雾状散开，而红细胞凝集则不散开，且血清透亮，凝集块越来越大。

表 2-1-1　ABO 血型鉴定

	与被检红细胞混合后的反应			
抗 A 血清（含抗 A 抗体）	+	−	+	−
抗 B 血清（含抗 B 抗体）	−	+	+	−
被检人血型	A	B	AB	O

注："+"表示凝集，"−"表示不凝集

【注意事项】

1. 实验用具严格消毒，请勿污染，采血针要做到一人一针，不能混用。

2. 用过的物品弃入污物桶，不要放回消毒器皿内，以免污染其他物品。

3. 乙醇消毒部位自然风干后再采血，血液容易聚集成滴，便于取血。

4. 取血不宜太少，以免影响观察结果。

5. 消毒玻璃棒在血清内搅过后，切勿再到采血部位采血，以免污染伤口。

【思考题】

1. 凝固、凝集、聚集三者有何区别?

2. 若无抗血清,但已知某人为 A 型(或 B 型)血,能否用来鉴定其他人的血型?

实验 4 影响血液凝固的因素

【实验目的】 通过观察不同条件下的血液凝固,了解 Ca^{2+} 和纤维蛋白在血液凝固中的作用。

【实验原理】 血液凝固是一种发生在血浆中由许多因子参与的复杂的生物化学连锁反应过程。其最终结果是血浆中的纤维蛋白原变成纤维蛋白,使血液由流体状态变成冻胶状态。血液凝固的机制可分为内源性凝血和外源性凝血。内源性凝血是指参与凝血过程的全部因子存在于血浆中,而外源性凝血指在组织因子参与下的血凝过程。本实验采用颈总动脉放血取血,血液几乎未与组织因子接触,其发生的凝血基本上可以看作内源性凝血的作用。

【实验对象】 家兔。

【药品与器材】 3.8%枸橼酸钠溶液,生理盐水,5% $CaCl_2$ 溶液,25%氨基甲酸乙酯溶液,哺乳动物手术器械,颈动脉插管,注射器(5ml、20ml),试管,小烧杯(50ml),滴管,橡皮刷,动脉夹等。

【实验步骤】

1. 取家兔 1 只称重后,由耳缘静脉缓慢注射 25%氨基甲酸乙酯溶液(4ml/kg)进行全身麻醉。

2. 将家兔仰卧位固定于兔台上,剪去颈部正中被毛,以备颈部手术切口。

3. 分离出家兔一侧颈总动脉,头端用线结扎阻断血流,近心端用动脉夹夹闭动脉,在结扎线下方剪一斜行切口,向心方向插入动脉插管,予以结扎固定,备取血之用。

4. 将 5 支试管标号(表 2-1-2),2 号试管加入 3.8%枸橼酸钠溶液 1ml(制备抗凝血),3 号试管加入 2 滴 5% $CaCl_2$ 溶液。

5. 放松动脉夹,放血于小烧杯内。①用 5ml 注射器给 1 号试管加入烧杯内颈动脉血液 2ml。②用 5ml 注射器给 2 号试管加入烧杯内颈动脉血液 4ml,并轻轻倒置试管 2~3 次,使之充分混合。③从 2 号试管取血 2ml,加入 3 号试管,并混匀。④将小烧杯内剩余血液用橡皮刷沿一个方向充分搅动,见有丝状物缠绕后,用生理盐水冲洗橡皮刷,见白色丝状的纤维蛋白。⑤将小烧杯去纤维蛋白血 2ml 加入 4 号试管中。⑥分别取 2 号试管抗凝血 1ml 和小烧杯去纤维蛋白血 1ml,加入 5 号试管中并混匀。

【观察项目和结果记录分析】 观察 5 支试管中血液是否凝固,填入表 2-1-2 中,并分析讨论。

表 2-1-2 血液凝固的影响因素分析

实验项目	试管编号	结果	分析讨论
颈动脉血液 2ml	1		
抗凝血 2ml	2		
5% $CaCl_2$ 2 滴+抗凝血 2ml	3		

续表

实验项目	试管编号	结果	分析讨论
去纤维蛋白血 2ml	4		
去纤维蛋白血 1ml+抗凝血 1ml	5		

注："+"表示凝固，"−"表示不凝固

【注意事项】

1. 判断血液凝固的标准要力求一致。一般以倾斜试管达 45°时，试管内血液不见流动为准。

2. 放血后要抓紧时间给各试管加血，以免血液在烧杯内凝固。

【思考题】

1. 内源性凝血和外源性凝血的主要区别有哪些？

2. 为什么正常人体内的血液不会凝固？

实验 5 蛙心起搏点的观察

【实验目的】　熟悉蛙心的解剖，利用结扎的方法观察蛙心起搏点和蛙心不同部位自律性的高低，从而加深对正常起搏点和潜在起搏点的理解。

【实验原理】　心脏的活动具有自动节律性，但各部分的自律性高低不同。哺乳动物心脏窦房结的自律性最高，是正常起搏点。其他部位的自律性由于受窦房结冲动的控制，其自律性表现不出来。但在某些异常情况下，窦房结的自律性降低，其他自律组织的自律性将表现出来，代替窦房结成为心脏起搏点，称潜在起搏点。两栖动物如蛙，其心脏的起搏点是静脉窦。

【实验对象】　蟾蜍或牛蛙。

【药品与器材】　林格液、蛙手术器械、蛙心夹、丝线、粗剪刀、探针等。

【实验步骤】

1. 用探针破坏蛙脑和脊髓，待肌紧张消失后，将蛙仰卧固定在蛙板上，以镊子提起胸骨下方皮肤，用粗剪刀剪开皮肤和胸骨。

2. 剖开胸壁后，可见蛙的心脏包在心包膜中，用镊子提起心包膜，再用眼科剪将心包剪开，暴露心脏。

【观察项目】

1. 观察蛙心的解剖，在腹面可以看到一个心室，其上方有两个心房。心室左上角连着一个动脉干，其根部膨大，为动脉圆锥。用蛙心夹夹住心尖部，借以将心脏翻向头侧，在心脏背面两心房下可见颜色较紫的膨大部分，称为静脉窦。静脉窦与上、下腔静脉相连（图 2-1-4）。

2. 术者观察静脉窦、心房和心室的搏动次序，分别计数它们每分钟跳动的次数，作为正常对照。

3. 术者用镊子在主动脉下穿一线备用。用蛙心夹夹住心尖部将心脏翻向头端，暴露心脏背面，找到静脉窦和心房交界的半月形白线进行结扎，以阻断静脉窦和心房之间的传导。观察心房、心室跳动是否停止，静脉窦是否仍照常跳动。

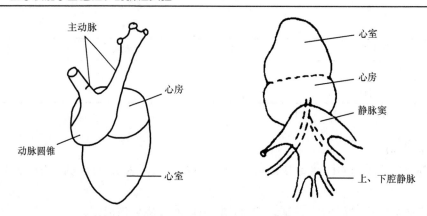

图 2-1-4　蛙心脏解剖示意图

4. 蛙心房、心室如已恢复跳动，则分别计数每分钟静脉窦和心房、心室跳动次数，并观察它们的跳动是否一致。

【结果记录】　在表 2-1-3 中记录蛙心起搏点观察结果。

表 2-1-3　蛙心起搏点

	静脉窦（次/min）	心房（次/min）	心室（次/min）
对照			
结扎后			

【注意事项】

1. 动物脑、脊髓的破坏要完全，以排除神经因素对心跳的影响。

2. 剪开动物心包膜时切勿损伤心脏；结扎要紧，部位一定要准确。

【思考题】　心脏不同部位的自律性高低顺序怎样？该实验结果说明了什么问题？

实验 6　蛙心期前收缩和代偿间歇

【实验目的】　通过施加额外刺激，观察和了解期前收缩和代偿间歇产生的原理，验证心肌兴奋后兴奋性变化及其特点。

【实验原理】　心肌兴奋时兴奋性变化的主要特点是有效不应期增长，相当于原来的整个收缩期和舒张早期。在此期中，任何强大的刺激均不能使之产生兴奋和收缩。此后为相对不应期，仅对强刺激产生动作电位。最后为超常期。后两时期均发生在舒张期内。因此，在舒张中晚期，给心脏施加较强的刺激，可在正常节律性兴奋到达心室之前，引起心室提前出现一个兴奋（收缩），称为期前兴奋（收缩）。期前兴奋也有有效不应期，当正常节律性兴奋到达时，正好落在其有效不应期中，因而不能引起心室兴奋和收缩，心室停留于舒张状态，直至下一次正常节律性兴奋到达时，才恢复正常的节律性收缩，此较长的舒张期称为代偿间歇。

【实验对象】　蟾蜍或牛蛙。

【药品与器材】　林格液、蛙手术器械、张力传感器、铁支架、蛙心夹、双凹夹、BL-420N 系统、刺激电极、蛙腿钉等。

【实验步骤】

1. 取蛙 1 只，破坏其脑和脊髓，将蛙四肢用蛙腿钉固定在蛙板上，用粗剪刀剪开胸壁，暴露其心脏。

2. 在蛙心脏舒张期用蛙心夹夹住心尖，将蛙心夹上的连线接至张力传感器上，张力传感器将信号输入 BL-420N 系统面板 1 通道。

3. 将刺激电极固定于铁支架上，使其两极和心室密切接触，刺激电极的另一端接BL-420N 系统面板上的刺激输出接口（图 2-1-5）。

4. 打开计算机，进入 BL-420N 系统主界面，在菜单栏选择"实验项目→循环实验→期前收缩和代偿间歇"实验模块。可适当调节增益和扫描速度至出现较理想的心缩曲线。

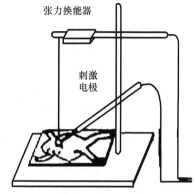

图 2-1-5　期前收缩和代偿间歇实验装置

【观察项目和结果记录】

1. 记录蛙的正常心搏曲线，辨别代表心室收缩及心室舒张的曲线部分（图 2-1-6）。

2. 打开刺激器控制窗口，调整刺激强度，分别在心室收缩期和舒张期启动刺激，观察蛙心搏曲线的变化。

【注意事项】

1. 保证刺激电极无论在心室收缩期还是舒张期均接触良好，且不影响正常心搏。

2. 在将刺激施加于心脏之前，先刺激蛙腹部肌肉以检查电刺激有无刺激输出。

【思考题】

1. 心肌的有效不应期延长有何生理意义？

2. 根据记录曲线，解释期前收缩和代偿间歇发生的原因。

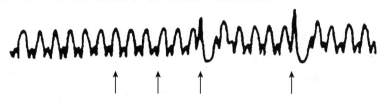

图 2-1-6　期前收缩和代偿间歇

↑代表给予刺激

实验 7　化学物质对离体动物心脏的作用

【实验目的】　用离体蛙心灌流的方法来观察 Na^+、K^+、Ca^{2+}、肾上腺素（AD）、乙酰胆碱（ACh）等因素对心脏活动的影响及强心苷对衰竭心肌的作用。

【实验原理】　心脏正常节律性活动需要一个合适的理化环境，离体蛙心用适当的灌流液进行人工灌流，当改变灌流的某种成分，就会影响心脏活动。低 Ca^{2+} 可抑制离体蛙心细胞膜的除极，产生负性肌力作用，导致心力衰竭。强心苷通过抑制心肌细胞膜 Na^+-K^+-ATP 酶，提高细胞内 Ca^{2+} 浓度，由此发挥正性肌力作用，治疗心力衰竭。

【实验对象】　蟾蜍或牛蛙。

【**药品与器材**】 0.65% NaCl 溶液、3% CaCl$_2$ 溶液、1% KCl 溶液、1∶10 000AD 溶液、1∶10 000 ACh 溶液、10% 洋地黄溶液、BL-420N 系统、张力传感器、林格液、低钙林格液（含钙量为正常林格液的 10%）、蛙手术器械、蛙心夹、蛙心套管、滴管、吸管、铁支架、培养皿、蛙腿钉、注射器（1ml 及 5ml）等。

【**实验步骤**】

1. 破坏蛙脑和脊髓，将蛙仰卧于蛙板上，用蛙腿钉固定其四肢，用粗剪刀剪开胸壁，剪开心包膜，暴露其心脏。

2. 在蛙主动脉干下打一松结，结扎左侧主动脉，提起结扎线，在分叉处附近剪一小口，右手将盛有少量林格液的蛙心套管从斜口插入动脉球，稍后退转向心室于心室收缩期插入并固定。

3. 结扎与静脉窦相连的后腔静脉，剪断，取出蛙心，更换林格液。

4. 按照图 2-1-7 连接蛙心、张力换能器、BL-420N 系统面板 1 通道；开机进入 BL-420N 系统主界面，打开实验项目，选择"实验项目→循环实验→蛙心灌流实验"，根据实验项目，记录观察结果。

（1）观察蛙正常心搏曲线。

（2）将蛙心套管内的林格液全部更换为 0.65% NaCl 溶液，观察并记录蛙的心搏变化。待反应明显后，以新鲜林格液换洗 3 次，心搏曲线恢复正常后，再进行下面的项目。

（3）加 3% CaCl$_2$ 溶液 1～2 滴于新换入的林格液中，观察、记录、新鲜林格液换洗同（2）。

（4）加 1% KCl 溶液 1～2 滴于新换入林格液中，观察、记录、新鲜林格液换洗同（2）。

（5）加 1∶10 000 AD 溶液 1～2 滴于新换入林格液中，观察、记录、新鲜林格液换洗同（2）。

（6）加 1∶10 000 ACh 溶液 1～2 滴于新换入林格液中，观察、记录、新鲜林格液换洗同（2）。

（7）将蛙心套管内林格液换成低钙林格液，观察蛙的心搏变化，待其心跳减弱趋于恒定时，滴入 10% 洋地黄溶液 0.3ml。观察并记录蛙的心搏变化。

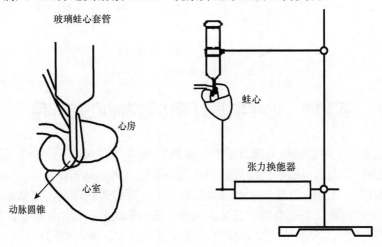

图 2-1-7　蛙心灌流装置

【观察项目】　观察蛙正常心搏曲线及滴加各种药物后蛙心搏变化。

【结果记录】　将以上观察项目分别记录。

【注意事项】

1. 冬季做此实验时，可在实验前将蛙放置于 30℃左右的温水中约 10min，避免其心率太慢。所用林格液也可加热到 30℃左右。

2. 插管时应小心谨慎、避免戳穿心壁，摘取心脏时切勿伤及静脉窦。

3. 每项实验时蛙心套管内的液面高度应保持一致。

4. 出现作用后应立即吸出灌流液，用林格液洗至少 3 次，直至心脏恢复正常跳动方可进行下面的项目。

【思考题】　根据实验结果分析离子、药物对心肌的影响。

实验 8　生理因素对家兔动脉血压的影响

【实验目的】　通过家兔急性实验，采用动脉血压直接测量法，观察神经-体液因素对动脉血压的影响。

【实验原理】　心脏受神经（交感和副交感神经等）支配，受心血管中枢的反射性调节，还受体液（肾上腺素和去甲肾上腺等）等因素调节。

【实验对象】　家兔。

【药品与器材】　生理盐水、25%氨基甲酸乙酯溶液、1∶10 000 肝素溶液、1∶10 000 肾上腺素溶液、1∶10 000 去甲肾上腺素溶液、1∶100 000 乙酰胆碱溶液、BL-420N 系统、兔台、哺乳动物手术器械、气管插管、动脉夹、动脉插管、压力传感器、有色丝线、纱布、注射器、刺激电极等。

【实验步骤】

1. 取家兔 1 只，称重后由其耳缘静脉缓慢注射 25%氨基甲酸乙酯溶液（4ml/kg）进行全身麻醉。

2. 将家兔仰卧位固定于兔台上，剪去颈部正中被毛，以备颈部手术切口。

3. 手术

（1）分离颈部神经和动脉：在家兔气管两侧辨别并分离左侧颈总动脉、迷走神经、交感神经和降压神经。三条神经中迷走神经最粗，交感神经次之，降压神经最细，常与交感神经紧贴在一起。分离后分别在各神经下方穿以不同颜色的丝线备用，颈总动脉下方穿两条线备用。

（2）颈总动脉插管：左侧颈总动脉插管并记录血压变化。

4. 记录正常血压曲线，辨认血压波的一级波和二级波，有时可见三级波。

5. 用动脉夹夹闭右侧颈总动脉 10～15s，同时作实验标记，观察家兔血压的变化。

6. 在游离的降压神经中部做双重结扎，在两结扎线中间剪断降压神经，分别用中等强度电流刺激降压神经中枢端和外周端，观察血压曲线的变化，血压出现明显变化后，停止刺激。

7. 结扎并剪断家兔右侧迷走神经，电刺激其外周端，观察家兔血压变化。

8. 由家兔耳缘静脉注入 1∶10 000 肾上腺素溶液 0.2ml，观察家兔血压变化。

9. 由家兔耳缘静脉注入 1∶10 000 去甲肾上腺素溶液 0.3ml，观察家兔血压变化。

10. 由家兔耳缘静脉注入 1∶100 000 乙酰胆碱溶液 0.1ml，观察家兔血压的变化。

【观察项目】

1. 观察家兔正常血压曲线，辨认血压波。

2. 分别观察家兔夹闭颈总动脉，刺激降压神经中枢端，结扎并剪断右侧迷走神经、电刺激其外周端，注射肾上腺素、去甲肾上腺素、乙酰胆碱后血压的变化。

【结果记录】　记录以上观察项目。

【注意事项】

1. 手术麻醉原则是宁慢勿快，宁浅勿深。

2. 分离神经先分离降压神经，其常和交感神经紧贴在一起，再分离交感神经、迷走神经。

3. 连接好装置，做好一切准备后（检查计算机和压力传感器的连接、刺激电极的连接是否通畅、药品是否准备齐全等）再打开动脉夹，并马上开始实验。

4. 实验中注意观察动脉插管是否发生血凝。

5. 实验中每观察一个项目，必须待家兔血压恢复正常后，才能进行下一个项目。

6. 每项实验记录必须包括实验前的对照、实验开始的标记及实验项目的注释。

7. 实验麻醉和注射药品时要注意保护家兔耳缘静脉。

【思考题】　分析各项观察结果的机制。

实验 9　人体动脉血压的测定

【实验目的】　学习间接测定动脉血压的方法，测定人体肱动脉收缩压与舒张压的正常值。

【实验原理】　用血压计的压脉带在上臂给肱动脉加压，当外加压力超过肱动脉的收缩压时，血流被完全阻断，此时在肱动脉处用听诊器听不到任何声音。如外加压力低于收缩压而高于舒张压时，则心脏收缩时动脉内血液可断续地通过受压血管狭窄处，形成涡流而发出声音。如外加压力等于或小于舒张压时，则血管内的血流通畅地通过，使音调突变以至声音消失。当完全阻断血流时所必需的最小管外压力（即发生第一次声音时），相当于收缩压。在心脏舒张时也有少许血流通过的最大管外压力（即音调突变时），相当于舒张压。

【实验对象】　人。

【药品与器材】　听诊器、血压计。

【实验步骤】

1. 血压计由检压计、压脉带和橡皮球三部分组成。

2. 受试者脱去一臂衣袖，静坐于桌旁 5min 以上，使上臂平行于心脏。

3. 测试者将血压计的压脉带缠绕于受试者上臂，松紧适宜，压脉带下缘至少距肘关节 2cm。

4. 测试者用手指在受试者肘窝内侧触及肱动脉搏动后，将听诊器探头置于肱动脉上。

5. 用橡皮球打气，缓慢放气，仔细听声音，辨认收缩压、舒张压并记录其值。血压通常以收缩压/舒张压 kPa（mmHg）表示，如 13.3/9.3kPa（100/70mmHg）。

6. 打开压脉带与检压计的皮管头，令受试者在室外跑跳 2min 后，立即将接头接好，测定血压，观察运动后的血压变化。

【观察项目】　观察运动前后的血压变化。

【结果记录】　记录以上观察项目。

【注意事项】

1. 室内必须保持安静，以利听诊。

2. 压脉带高低合适、松紧适宜。

3. 测定血压时，需连续测定 2～3 次，取其最低值。

【思考题】　影响动脉血压的因素有哪些？

实验 10　生理因素对呼吸运动的影响

【实验目的】　观察神经–体液因素对呼吸运动的影响并分析其原因。

【实验原理】　肺通气由呼吸肌的节律性收缩完成，呼吸肌由呼吸中枢的节律性所控制。机体内外各种刺激可直接作用于呼吸中枢和（或）外周感受器，反射性地影响呼吸运动。肺牵张反射是保证节律性的呼吸运动的机制之一。血液中的氧分压（PO_2）、二氧化碳分压（PCO_2）、H^+浓度的改变刺激中枢和外周化学感受器，产生反射性调节，是保证血液中气体分压稳定的重要机制。脑干中枢发放的节律性冲动，通过支配呼吸肌的膈神经和肋间神经引起膈肌和肋间神经的节律性舒缩活动，从而引起节律性的呼吸运动。

【实验对象】　家兔。

【药品与器材】　25%氨基甲酸乙酯溶液、3%乳酸溶液、CO_2、N_2、生理盐水、BL-420N 系统、纱布及线、哺乳动物手术器械、兔台、气管插管、注射器（5ml 及 20ml）、橡皮管（50cm）、球胆、铁支架、张力换能器、刺激电极等。

【实验步骤】

1. 取家兔 1 只称重后，由其耳缘静脉缓慢注射 25%氨基甲酸乙酯溶液（4ml/kg）进行全身麻醉。

2. 将家兔仰卧位固定于兔台上，剪去颈部正中被毛，以备颈部手术切口。

3. 行气管分离、气管插管术，分离家兔两侧迷走神经，在神经下穿线备用，手术完毕后用浸有生理盐水的纱布覆盖手术伤口部位。

4. 将系有线的弯钩大头针钩在胸廓活动最明显部位的胸壁上，线的另一端垂直系于张力换能器小孔上，张力换能器连接 BL-420N 系统面板 1 通道。刺激电极与 BL-420N 系统面板的刺激输出接口相连接。

5. 描记呼吸曲线。打开计算机，进入 BL-420N 系统主界面，在菜单栏选择"实验项目→呼吸实验→呼吸运动的调节"模块进入实验。适当调节增益至出现较好的正常呼吸波曲线。

6. 先记录一段家兔正常呼吸曲线，认定曲线与呼、吸的关系。

7. 将装有 CO_2 球胆的皮管区移近气管插管的侧管相距约 1cm，打开球胆管的皮管夹子，使 CO_2 随吸气冲入气管。观察高浓度的 CO_2 对家兔呼吸运动的影响。夹闭球胆，观察家兔呼吸恢复正常的过程。

8. 吸入 N_2，将气管插管开口端与装有 N_2 的球胆相对，打开球胆囊上的弹簧夹，使

一部分 N_2 随着吸气进入气管，观察家兔呼吸运动的变化。

9. 增大无效腔，把 50cm 长的橡皮管连接在气管插管的一侧管上，另一侧管夹闭。家兔通过这根长管进行呼吸时，观察家兔呼吸运动的变化。

10. 由家兔耳缘静脉注入 3% 乳酸溶液 2ml，增加血液酸度，观察家兔呼吸运动的变化。

11. 待家兔呼吸平稳后，先结扎家兔一侧迷走神经，并于结扎线中间剪断迷走神经，观察其呼吸曲线的变化；再结扎并剪断另一侧迷走神经，观察其呼吸曲线的变化。

12. 待家兔呼吸平稳后，分别刺激家兔一侧迷走神经中枢端和外周端，观察其呼吸曲线的变化。

【**观察项目**】 观察家兔正常呼吸曲线及增加吸入气 CO_2 浓度、吸入 N_2、增大无效腔、增加血液酸度、先后剪断两侧迷走神经、分别刺激迷走神经中枢端和外周端后，家兔呼吸曲线的变化。

【**结果记录**】 在表 2-1-4 中记录观察结果。

表 2-1-4 生理因素对呼吸运动的影响

观察项目	实验结果	曲线变化	分析讨论
正常呼吸			
增加吸入气 CO_2 浓度			
吸入 N_2			
增大无效腔			
增加血液酸度			
切断一侧迷走神经			
切断另一侧迷走神经			
刺激一侧迷走神经中枢端			
刺激一侧迷走神经外周端			

【**注意事项**】

1. 观察每一项目之前，必须先记录一段正常的呼吸曲线，再做下一个项目，以便对比。

2. 气管插管前一定注意把气管内分泌物清理干净后再插管。

3. 当增大无效腔出现明显变化后，应立即打开橡皮管的夹子，以恢复正常通气。

4. 气体流速不宜过急，以免直接影响呼吸运动，造成假象，干扰实验结果。

5. 经家兔耳缘静脉注射乳酸时，要避免乳酸外漏引起家兔躁动。

【**思考题**】 缺氧、PCO_2 升高，血液酸度升高对呼吸有何影响？其作用途径如何？

实验 11 人肺活量的测定

【**实验目的**】 了解肺活量的测定方法与肺活量的正常值。

【**实验原理**】 肺的主要功能是进行气体交换，肺内气体与外界大气不断进行交换，吸入 O_2、排出 CO_2，以维持新陈代谢的正常进行。因此，肺通气功能测定可作为衡量肺功能的指标之一。

【实验对象】　人。

【药品与器材】　75%乙醇溶液、肺活量计。

【实验步骤】　将肺活量计上的气量指针放到 0 位。用 75%乙醇溶液将吹嘴消毒，被检者用力深吸气后，左手捏住鼻孔，由嘴向肺活量计尽量用力吹气，至不能再呼出气体时止。

【观察项目】　观察被检者的肺活量。

【结果记录】　记录被检者的肺活量。

【注意事项】　被检者每次测定前都应练习两次。

【思考题】　什么叫肺活量和时间用力呼气容积（时间肺活量）？其意义有何不同？

实验 12　消化道平滑肌一般生理特性的观察

【实验目的】　学习哺乳动物离体器官的一种实验方法；观察哺乳动物消化道平滑肌的一般特性。

【实验原理】　消化道由平滑肌组成，平滑肌的特性与骨骼肌和心肌有所不同，它具有自动节律性、紧张性、较大伸展性及对化学物质、温度和牵张刺激的敏感性，这些因素改变可使消化道平滑肌表现出不同反应。

【实验对象】　家兔。

【药品与器材】　台氏液、25%氨基甲酸乙酯溶液、1：10 000 肾上腺素溶液、1：100 000 乙酰胆碱溶液、1% $BaCl_2$ 溶液、哺乳动物手术器械、刺激电极、BL-420N 系统、恒温水浴锅等。

【实验步骤】

1. 取家兔 1 只，称重后，由其耳缘静脉缓慢注射 25%氨基甲酸乙酯溶液（4ml/kg）进行全身麻醉。

2. 将家兔仰卧位固定于兔台上。

3. 剪去家兔上腹部被毛，自剑突下沿腹部正中线切开皮肤 8～10cm，沿腹白线剪开腹壁，充分暴露胃和小肠。

4. 将刺激电极接到 BL-420N 系统面板刺激输出接口，启动计算机，打开 BL-420N 系统软件。

5. 观察小肠运动，注意其收缩的速度和幅度。

6. 在菜单栏选择"实验项目"进入任一实验模块，打开刺激控制窗口，调整刺激强度为 5～10V，并选择程控，用刺激电极直接刺激小肠，观察其运动改变；刺激骨骼肌并观察效应，比较两种类型肌肉对电刺激反应有何区别。

7. 依次滴加 42℃的新鲜台氏液、1：100 000 乙酰胆碱（ACh）溶液、1：10 000 肾上腺素（AD）溶液及 1% $BaCl_2$ 溶液，观察小肠运动变化（注：应将 ACh 和 $BaCl_2$ 滴加到小肠运动较弱的部位，将 AD 滴加到运动较明显的部位，以利于作用效果的观察）。

【观察项目】　观察滴加药物前后小肠运动变化情况。

【结果记录】　记录滴加药物前后小肠运动变化情况。

【注意事项】　上述各药量系参考剂量，若作用不明显，可加大滴加药量。

【思考题】　哪些条件可以影响小肠活动？为什么？

实验 13　影响尿生成的生理因素

【实验目的】　观察影响尿生成的生理因素；掌握输尿管插管的方法。

【实验原理】　尿生成包括肾小球滤过、肾小管和集合管的重吸收、分泌和排泄三个过程。凡能影响上述过程的因素都可影响尿生成，从而引起尿量的改变。

【实验对象】　家兔。

【药品与器材】　25% 氨基甲酸乙酯溶液、1% 呋塞米溶液、50% 葡萄糖溶液、1∶10 000 去甲肾上腺素溶液、生理盐水、垂体后叶素注射液、恒温水浴锅、兔台、哺乳动物手术器械、BL-420N 系统、动脉夹、注射器（1ml 及 20ml）、输液装置、颈动脉插管、输尿管插管、记滴器、纱布等。

【实验步骤】

1. 麻醉　取家兔 1 只称重后，由其耳缘静脉缓慢注射 25%氨基甲酸乙酯溶液（4ml/kg）进行全身麻醉。

2. 固定　将家兔仰卧位固定于兔台上，剪去颈部正中被毛，以备颈部手术切口。

3. 分离家兔一侧颈总动脉　用手术刀沿家兔颈部正中切开皮肤 5～6cm，钝性分离皮下组织、肌肉，暴露气管，在气管两侧找到颈动脉鞘，分离一侧颈总动脉并穿两根线，以备动脉插管放血。

4. 输尿管插管　家兔下腹部备皮，在耻骨联合上缘向上沿正中线作约 5cm 长的皮肤切口，沿腹白线剪开腹壁，找出膀胱，在膀胱底部找出两侧输尿管，各穿两根线，在靠近膀胱一端结扎一侧输尿管，然后将一根充满生理盐水的输尿管插管插入一侧输尿管并结扎固定。同法进行另一侧输尿管插管，最后用生理盐水纱布覆盖家兔切口。

5. 连接装置　将两侧输尿管插管接入记滴器，并将后者与 BL-420N 系统面板记滴输入接口相连，后观察记录每分钟尿液滴数。按表 2-1-5 依次给药、放血，并观察尿量变化。

【结果记录】　在表 2-1-5 中记录实验结果。

表 2-1-5　生理因素对尿生成的影响

实验项目	剂量（ml）	给药前尿滴滴数（滴/min）	给药后尿滴滴数（滴/min）
1%呋塞米溶液（0.5ml/kg）			
垂体后叶素注射液（0.3ml/只）			
50%葡萄糖溶液（3ml/kg）			
快速静注 1∶10 000 去甲肾上腺素 溶液（3ml/kg）			
快速静注 38℃生理盐水（20ml/只）			
一侧颈总动脉插管，放血 50ml			

【注意事项】　手术操作宜轻，勿损伤家兔膀胱。

【思考题】　试述 50% 葡萄糖溶液、1% 呋塞米溶液的利尿作用机制及其临床应用。

实验 14　反射弧与反射关系的分析

【实验目的】　分析反射弧的组成部分，并探讨反射弧结构和功能的完整性与反射活动的关系。

【实验原理】　在中枢神经系统的参与下，机体对体内、外刺激可产生具有适应意义的反应，称为反射。反射活动的结构基础是反射弧，包括感受器、传入神经元、中枢神经元、传出神经元和效应器五部分。反射弧的结构和功能的完整性是实现反射活动的必要条件。

【药品与器材】　0.5%硫酸溶液、1%硫酸溶液、BL-420N 系统、蛙手术器械、铁支架、小钩、刺激电极、培养皿、烧杯等。

【实验对象】　蟾蜍。

【实验步骤】

1. 破坏蟾蜍的全部脑，仅保留脊髓成脊蟾蜍。
2. 用小钩钩住蟾蜍下颌，悬挂于铁支架。
3. 待蟾蜍安静后，按照观察项目进行实验。

【观察项目】

1. 将蟾蜍左后肢的最长足趾浸入盛有 0.5%硫酸溶液的培养皿中，观察其左后肢屈肌有无反射。随即迅速将左后肢放入盛有自来水的烧杯内，洗去皮肤上的硫酸溶液，并用纱布轻轻擦干。
2. 在左后肢踝关节上方将皮肤作一环形切口，剥去切口以下皮肤（趾间皮肤应剥离干净），重复观察项目 1。
3. 将蟾蜍右后肢的最长足趾浸入盛有 1%硫酸溶液的培养皿中，观察右后肢屈肌有无反射。洗去皮肤上的硫酸溶液，同观察项目 1。
4. 在右后肢大腿背侧剪开皮肤，在股二头肌和半膜肌之间分离出坐骨神经，在坐骨神经下穿两根线并结扎，于两线之间剪断坐骨神经，再以 1%硫酸溶液刺激右后肢最长足趾，观察有无屈肌反射。
5. 以重复电脉冲刺激右侧坐骨神经中枢端，观察蟾蜍两后肢的反应。
6. 以连续电脉冲刺激右侧坐骨神经外周端，观察蟾蜍两后肢的反应。
7. 用探针破坏脊髓后再重复观察项目 5，观察蟾蜍两后肢反应。
8. 用电极直接刺激其右后肢腓肠肌，观察右后肢反应。

【注意事项】

1. 剥去蟾蜍趾间皮肤要干净、完全。如果留有极少皮肤，也会影响实验结果。
2. 足趾尖每次浸入硫酸的深度、范围、时间应力求一致，以防条件不同造成实验结果的误差；每次出现反射活动后，均应迅速用烧杯中的自来水洗去皮肤上的硫酸，并用纱布轻轻擦干。

【思考题】

1. 本实验中屈肌反射的反射弧包括哪些具体组成部分？
2. 刺激坐骨神经传入纤维与传出纤维引起的反应有何不同？为什么？

实验 15   视力的测量

【实验目的】   学会使用视力表测定视力的原理和方法。

【实验原理】   视力（视敏度）是指眼分辨物体细微结构的最大能力，通常以能够辨别两点间的最小距离为衡量指标。测定视力可以了解眼屈光系统和视网膜的功能。能看清文字或图形所需要的最小视角是确定人眼视力的依据。临床规定，当视角为1′时，能分辨两个可视点或看清细致形象的视力为正常视力。视力表就是根据视角的原理制定的。常用的"标准对数视力表"有 12 行字。当被检者在远离视力表 5m 的距离观看该表第 10 行字时，该行"E"字的每一笔画两边发出的光线在眼球恰好形成 1′视角。因此，在距表 5m 处始能辨认第 10 行字，根据公式：视力 = 被检者与标准对数视力表的距离/正视眼看清该行的距离，假定其视力为5/5，则其远视力为1.0。表中最上一行字是正常眼睛在 50m 距离能够辨认的（在此距离，由该行字每一笔画发出的光线在眼球形成 1′视角）；若某人须在 5m 距离始可辨认，按上式其视力为0.1。表中每一行字左边的数字即按上式推算求得，表示在 5m 距离处能辨认该行字的视力。目前我国规定视力测定采用标准对数视力表，若采用视力表 5 分记录，那么正常视力（1′视角），应记为 5.0，其计算公式：被检者视力=5–loga'（a'为视角）。

【实验对象】   人。

【药品与器材】   标准对数视力表、指示棍、遮眼板、米尺。

【实验步骤】

1. 将标准对数视力表挂在光线充足而均匀的墙上，表的第 10 行字应与被检者眼睛在同一高度。被检者站立或坐在距表 5m 远处。

2. 被检者自己用遮眼板遮住一眼，用另一只眼看标准对数视力表，按指导者的指示棍指向的位置辨别表上的字。先从表上端大字开始向下，直至被检者所能辨认清楚的最小的字行为止。依照每行旁边所注的数字确定其视力。若被检者对最上一行字也不能辨认清楚，则令其向前移动，直至能辨清最上一行字为止。测量被检者与视力表的距离，再按上式推算出视力。

3. 用同法检查另一只眼的视力。

【注意事项】

1. 被检者距标准对数视力表的距离要准确。

2. 标准对数视力表安放处的光线要符合要求。

3. 测定一侧眼时，另一侧一定要完全遮住。

【思考题】   标准对数视力表是按什么原理设计的？测定视力应注意什么？

实验 16   大脑皮层运动区机能定位

【实验目的】   观察电刺激兔大脑皮层不同区域所引起的躯体运动效应，从而了解大脑皮层运动区功能的定位特征。

【实验原理】   大脑皮层运动区是躯体运动机能的高级中枢。人类大脑皮层运动区在中央前回，刺激大脑皮层运动区不同部位，能引起特定肌肉或肌群收缩。大脑皮层运动区对躯体运动的控制具有明显特征：躯干部交叉支配，头面部受双侧皮质控制；功能定位精细，躯干部呈倒置的人体投影，但头面部仍是正立分布；运动代表区的大小与运动的精细程度有关，运动越精细、越复杂的部位，在皮层运动区所占的范围越大。家兔大脑皮层运动区的定位特点与人有相似性，但也有不同之处。

【实验对象】　家兔。

【药品与器材】　25%氨基甲酸乙酯溶液、生理盐水、液体石蜡、BL-420N 系统、哺乳动物手术器械、刺激电极、骨钻、小咬骨钳、骨蜡（或止血海绵）等。

【实验步骤】

1. 取家兔 1 只，称重后，由其耳缘静脉缓慢注射 25%氨基甲酸乙酯溶液（4ml/kg）进行全身麻醉。

2. 将家兔俯卧位固定于兔台上。

3. 剪去家兔头顶部被毛，由两眉间至枕部将头皮纵向切开，再自中线切开骨膜，以刀柄剥离肌肉推开骨膜。用骨钻在冠状缝后、矢状缝外某处钻孔。注意钻孔时不要伤及矢状缝，以免损伤矢状窦引起大出血。用咬骨钳扩大创口。注意随时用骨蜡（或止血海绵）填塞止血。

4. 在术面滴加少量温热的液体石蜡或用温热生理盐水浸湿的纱布覆盖脑组织表面，以保持脑组织一定的温度，并防止其干燥。手术完毕后放松家兔的前后肢，绘制一张如图 2-1-8 的家兔皮层轮廓图作记录用。

5. 将保护电极的另一端接 BL-420N 系统面板刺激输出接口，启动计算机，进入 BL-420N 系统主界面，在菜单栏选择"实验项目"进入其中一个实验模块，打开刺激器控制窗口，选择连续刺激，调整刺激强度。在刺激大脑皮层之前，先刺激家兔头部肌肉以检查电刺激是否有效。

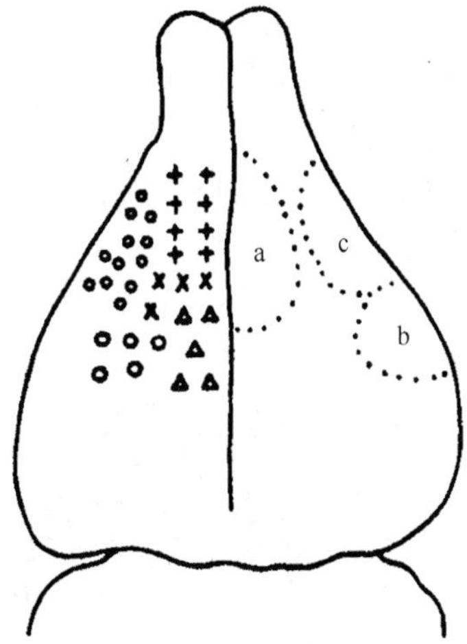

【观察项目】　用适宜强度的连续刺激自前向后刺激一侧大脑皮层不同部位，观察刺激引起的骨骼肌反应情况。

【结果记录】　在家兔皮层轮廓图上记录骨骼肌反应情况。

图 2-1-8　家兔大脑皮层轮廓图

a. 中央后区；b. 脑岛区；c. 下颌运动区；+颜面肌和下颌；△ 前肢；×前肢和后肢；○下颌；○头

【注意事项】

1. 动物麻醉不宜过深，也不宜过浅。

2. 刺激不宜过强，而且刺激大脑皮层引起的骨骼肌收缩往往有较长的潜伏期，故每次刺激应持续 5～10s 才能确定有无反应。

【思考题】　比较家兔大脑皮层运动区的定位特点与人类有何异同？

实验 17　去大脑僵直

【实验目的】　观察家兔去大脑僵直现象，证明中枢神经系统有关部位对肌紧张的调节作用。

【实验原理】 中枢神经系统对肌紧张的调节表现出易化作用和抑制作用。正常情况下，易化作用较强，抑制作用较弱，两者在一定水平上保持相对平衡，以维持正常的肌紧张。在动物实验中，如在中脑上、下丘之间切断脑干，此时动物会出现四肢伸直、头尾昂起、脊柱硬挺等伸肌过度紧张的现象，称为去大脑僵直。

【实验对象】 家兔。

【药品与器材】 25%氨基甲酸乙酯溶液、生理盐水、液体石蜡、哺乳动物手术器械、骨钻、小咬骨钳、骨蜡（或止血海绵）等。

【实验步骤】

1. 取家兔1只，称重后，由其耳缘静脉缓慢注射25%氨基甲酸乙酯溶液（4ml/kg）进行全身麻醉。

2. 将家兔俯卧位固定于兔台上。

3. 剪去家兔头顶部的毛，在两眉间至枕部将头皮纵向切开，再自中线切开骨膜，以刀柄剥离肌肉，推开骨膜。用骨钻在冠状缝后、矢状缝外某处钻孔。注意钻孔时不要伤及矢状缝，以免损伤矢状窦引起大出血。用咬骨钳扩大创口，全部暴露出两侧大脑半球。注意随时用骨蜡（或止血海绵）填塞止血。

4. 用眼科剪小心剪开家兔硬脑膜，暴露其大脑皮质，用手术刀柄由大脑半球枕叶后缘小心翻开大脑半球，暴露中脑背部的上、下丘。

5. 用手术刀在上、下丘之间向口裂方向呈60°完全切断脑干（图2-1-9）。然后将家兔松绑，让家兔俯卧实验台上。

【观察项目】

1. 脑干切断几分钟后可看到家兔的躯体和四肢慢慢变硬、伸直（前肢比后肢更明显），头后仰，尾上翘，呈角弓反张状态（图2-1-10）。

2. 用手术刀于下丘脑后方再次切断家兔脑干，观察肌紧张有何变化。

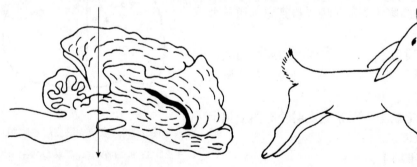

图2-1-9 切断脑干部位　　　　　　图2-1-10 角弓反张状态

【结果记录】 记录以上观察项目。

【注意事项】

1. 家兔麻醉不宜过深，以免不易出现去大脑僵直现象。

2. 切断家兔脑干的部位不能偏低，也不能偏高。偏低会伤及延髓呼吸中枢引起呼吸停止；偏高不出现去大脑僵直现象。若偏高可稍向尾端倾斜再切一刀。

3. 手术中尽量避免家兔出血，因为失血过多会影响僵直现象的出现。

【思考题】 去大脑僵直产生的机制是什么？

第二章　药理学基础性、验证性实验

实验1　影响药物作用的实验

一、不同制剂对药物作用的影响

【实验目的】　观察氯丙嗪不同制剂作用的差异。

【实验原理】　同一药物由于制剂不同，在体内的吸收速度可有不同，因此药理作用可有一定程度差异。本实验通过观察同一剂量的两种氯丙嗪制剂对实验动物的作用差异，研究不同制剂对药物作用的影响。

【实验对象】　小鼠。

【药品与器材】　0.1%氯丙嗪水溶液、0.1%氯丙嗪阿拉伯胶溶液、注射器（1ml）、4%苦味酸溶液等。

【实验步骤】

1. 取小鼠 2 只，分别称重、4%苦味酸溶液标记为甲鼠和乙鼠。

2. 甲鼠皮下注射 0.1%氯丙嗪水溶液 0.2ml/10g。

3. 乙鼠皮下注射 0.1%氯丙嗪阿拉伯胶溶液 0.2ml/10g。

4. 观察 30min 后，比较两鼠的活动情况有何差异。

【结果记录】　在表 2-2-1 中记录实验结果。

表 2-2-1　氯丙嗪不同制剂对其作用的影响

鼠号	体重（g）	药物	剂量（ml）	活动情况
甲		0.1%氯丙嗪水溶液		
乙		0.1%氯丙嗪阿拉伯胶溶液		

【注意事项】　注射阿拉伯胶溶液后应及时清洗针管以免粘住。

【思考题】　制剂可通过哪些方式影响药物作用？

二、不同给药途径对药物效应的影响及药物拮抗作用

【实验目的】　通过实验了解药物的拮抗作用。

【实验原理】　不同给药途径不仅影响药物作用强度与速度，在某些药物还影响药物作用性质。口服硫酸镁有泻下及利胆作用，静脉注射则有中枢抑制及骨骼肌松弛作用，这种作用可被 Ca^{2+} 所对抗。

【实验对象】　家兔。

【药品与器材】　10%硫酸镁溶液，2.5%氯化钙溶液，注射器（10ml、20ml、50ml），开口器，胃导管，注射针头等。

【实验步骤】

1. 取健康家兔 2 只、称重，分为甲兔和乙兔。观察其正常活动情况（呼吸、肌力）。

2. 甲兔耳缘静脉缓慢注射 10%硫酸镁溶液 200mg/kg（2ml/kg）。若见家兔腹肌及四肢弛缓，俯伏不能行走，呼吸抑制时，立即从耳缘静脉缓慢注射 2.5%氯化钙溶液 50mg/kg（2ml/kg），直至家兔恢复正常。继续观察一段时间，若再次发生四肢瘫软，则继续注射少许氯化钙溶液，使其恢复。

3. 乙兔灌胃 10%硫酸镁溶液 1000mg/kg（10ml/kg），并灌入生理盐水 100ml，观察乙兔变化。

【结果记录】 在表 2-2-2 中记录实验结果。

表 2-2-2 硫酸镁给药途径对其效应的影响及钙镁拮抗作用

兔号	体重(kg)	药物	剂量(ml)	给药前		给药途径	给药后		氯化钙解救结果
				肌力	呼吸		肌力	呼吸	
甲									
乙									

【注意事项】

1. 静脉注射氯化钙时应缓慢，以免 Ca^{2+} 过度兴奋心脏产生不良影响。

2. 可用手指轻弹几下或轻揉耳缘静脉使其充盈，以备解救时急用。

【思考题】 不同给药途径为什么会影响药物效应？

三、肝功能对药物作用的影响

【实验目的】 观察肝功能损害对戊巴比妥钠作用的影响。

【实验原理】 四氯化碳是一种损害肝脏的毒物，其中毒动物常被作为中毒性肝炎的动物模型，可用于观察肝脏功能状态对药物作用的影响及筛选肝功能保护药。

【实验对象】 小鼠。

【药品与器材】 10%四氯化碳溶液、0.2%戊巴比妥钠溶液、4%苦味酸溶液、鼠笼、天平、注射器、注射针头、剪刀、镊子等。

【实验步骤】

1. 取健康小鼠 2 只，体重 18～22g，分别称重、4%苦味酸溶液标记为甲鼠、乙鼠。

2. 甲鼠于实验前 24h 皮下注射 10%四氯化碳溶液 0.2ml/10g，乙鼠给等容量的生理盐水作为对照。

3. 实验时甲、乙两鼠均腹腔注射 0.2%戊巴比妥钠溶液 0.2ml/10g。观察两鼠的反应。记录各鼠的翻正反射开始、消失时间和恢复时间。

4. 观察、记录后，处死小鼠，剖腹观察比较两鼠肝脏颜色的变化。

【注意事项】 如室温在 20℃以下，应给麻醉小鼠保温、保暖，否则小鼠将因体温下降、代谢减慢而不易苏醒。

【思考题】 两只小鼠注射戊巴比妥钠溶液后表现有何不同？有何临床意义？

四、肾功能对药物作用的影响

【实验目的】　观察肾功能损害对药物作用的影响。

【实验原理】　氯化汞是一种损害肾的毒物，其中毒动物常被作为肾功能不全的动物模型，可用于观察肾功能状态对药物作用的影响。

【实验对象】　小鼠。

【药品与器材】　0.04%氯化汞溶液、2.5%卡那霉素溶液（250 000U/ml）、4%苦味酸溶液、鼠笼、天平、注射器、注射针头、剪刀、镊子、刀片等。

【实验步骤】

1. 取健康小鼠 2 只，体重 18～22g，分别称重、4%苦味酸溶液标记，分为甲鼠、乙鼠。

2. 甲鼠于实验前 24h 腹腔注射 0.04%氯化汞溶液 0.25ml/10g，乙鼠给等容量的生理盐水作为对照。

3. 实验时甲、乙两鼠均腹腔注射 2.5%卡那霉素溶液 0.15ml/10g（375 000U/10g）。观察给药前后两组动物所表现的症状有何不同（注意肌力、四肢运动及呼吸状态）。

4. 观察、记录后，处死小鼠，剖腹比较小鼠肾脏的差别，包括颜色和大小等。

【注意事项】　氯化汞中毒的小鼠肾脏常肿大。摘下其肾脏，用刀片纵切，可见肾皮质部较为苍白，肾髓质部有充血现象。

【思考题】　两只小鼠注射卡那霉素后表现有何不同？有何临床意义？

实验 2　有机磷中毒及解救

【实验目的】　观察有机磷中毒的症状及阿托品、碘解磷定解救有机磷中毒特点。

【实验原理】　有机磷酸酯类通过抑制胆碱酯酶活性，使胆碱酯酶失去水解乙酰胆碱的能力，造成乙酰胆碱在体内大量积聚，引起一系列中毒症状。阿托品能直接对抗体内乙酰胆碱积聚所致的 M 样作用，而碘解磷定可恢复酶活性，对 M 样及 N 样症状均有效，以对骨骼肌震颤的效果最明显，两药合用可提高解毒效果。

【实验对象】　家兔。

【药品与器材】　5%敌百虫溶液、0.05%阿托品溶液、2.5%碘解磷定溶液、注射器、注射针头、浸有乙醇溶液的棉球等。

【实验步骤】

1. 取健康家兔 2 只、称重，分为甲兔和乙兔。观察其正常活动情况（瞳孔、心跳、呼吸、肌力、大小便、唾液分泌量）。

2. 甲、乙两兔分别在耳缘静脉注射 5%敌百虫溶液 1ml/kg，每隔 5min 观察上述各指标有何变化，是否出现中毒症状（瞳孔明显缩小、大小便失禁、唾液分泌量增加）。出现肌肉震颤症状时，注入解救药，甲兔耳缘静脉依次注射 0.05%阿托品溶液 2ml/kg、2.5%碘解磷定溶液 2ml/kg；乙兔耳缘静脉依次注射 2.5%碘解磷定溶液 2ml/kg、0.05%阿托品溶液 2ml/kg。

3. 分别观察它们的解救作用。实验结束前交替注入 0.05%阿托品溶液、2.5%碘解磷定溶液。

【结果记录】 在表 2-2-3 中记录实验结果。

表 2-2-3　敌百虫中毒及其解救

编号	体重（kg）	用药情况		一般情况					
		药物	剂量(ml)	瞳孔 （mm）	心跳 （次/min）	呼吸 （次/min）	肌力	大小便	唾液分泌量（ml）
甲		用药前							
		5%敌百虫溶液							
		0.05%阿托品溶液							
		2.5%碘解磷定溶液							
乙		用药前							
		5%敌百虫溶液							
		2.5%碘解磷定溶液							
		0.05%阿托品溶液							

【注意事项】 掌握正确观察家兔各项指标变化的方法，测量瞳孔时，用药前后均应以同一侧瞳孔为标准在相同光线条件下测量。

【思考题】 阿托品和碘解磷定可缓解有机磷中毒的哪些症状？有何差别？为什么？

实验 3　传出神经药物对家兔瞳孔的作用

【实验目的】 观察拟胆碱药、抗胆碱药及拟肾上腺素药对家兔瞳孔的影响，分析它们的作用机制，并联系临床。

【实验原理】 虹膜内两种平滑肌控制瞳孔大小，一种是瞳孔括约肌，其上分布有毒蕈碱型受体（简称 M 受体），当 M 受体激动后，瞳孔括约肌向眼中心方向收缩，瞳孔缩小；另一种是瞳孔开大肌，其上主要分布的是 α 受体，当 α 受体激动时，瞳孔开大肌向眼外周围方向收缩，瞳孔扩大。

【实验对象】 家兔。

【药品与器材】 1%硫酸阿托品溶液、1%硝酸毛果芸香碱溶液、1%盐酸去氧肾上腺素溶液、0.5%水杨酸毒扁豆碱溶液、4%苦味酸溶液、剪刀、测瞳尺、胶头滴管或注射器（1ml）、手电筒等。

【实验步骤】

1. 给药前测瞳孔及对光反射　取家兔两只，4%苦味酸溶液标记，分为甲兔和乙兔。分别剪去家兔眼睫毛。在自然光线下，用测瞳尺测量并记录家兔两眼正常瞳孔的大小（以 mm 表示），并用手电筒光实验对光反射（用手电筒照射一侧兔眼，如瞳孔随光照缩小，为对光反射阳性，否则为阴性）。

2. 给药　按实验结果记录表在家兔的左右眼结膜囊内依次给药（滴眼方法：用左手拇指、示指将下眼睑拉开成杯状，同时压住鼻泪管，滴入药液。使其在眼睑内保留 1min，使药液与角膜充分接触。然后将手放开，任其溢出）。

（1）甲兔：左眼滴 1%硫酸阿托品溶液 2 滴；右眼先滴 1%硝酸毛果芸香碱溶液 2

滴，10min 后再滴 1%硫酸阿托品溶液 3 滴。各药滴眼 10min 后检查瞳孔大小和对光反射有何变化并记录。

（2）乙兔：左眼滴 1%盐酸去氧肾上腺素 2 滴；右眼先滴 0.5%水杨酸毒扁豆碱溶液 2 滴，10min 后再滴 1%硫酸阿托品溶液 3 滴。各药滴眼 10min 后检查瞳孔大小和对光反射有何变化并记录。

【结果记录】　　在表 2-2-4 中记录实验结果。

表 2-2-4　传出神经药物对家兔瞳孔及对光反射的作用

编号	眼别	药物	瞳孔大小（mm）		对光反射	
			用药前	用药后	用药前	用药后
甲	左	1%硫酸阿托品溶液				
	右	1%硝酸毛果芸香碱溶液 +1%硫酸阿托品溶液				
乙	左	1%盐酸去氧肾上腺素溶液				
	右	0.5%水杨酸毒扁豆碱溶液 +1%硫酸阿托品溶液				

【注意事项】

1. 测量家兔瞳孔时勿刺激其角膜，否则会影响瞳孔大小。

2. 滴药时应按压内眦部的鼻泪管，以防药液进入鼻腔，经鼻黏膜吸收，影响观察。

3. 各眼滴药量要准确，在眼内停留时间要一致，以确保药液充分作用。

4. 测量瞳孔条件务必保证给药前后一致（如光线的强度、光源的角度等）。

5. 实验动物应为 1 周内未用过眼药者。

【思考题】　　通过实验结果分析每种药物对眼瞳孔的作用有何不同？

实验 4　烟的毒性实验

【实验目的】　　观察烟对小鼠的毒性作用，说明烟的危害。

【实验原理】　　烟的主要成分为烟碱，烟碱能激动烟碱型受体（简称 N 受体），产生 N 样症状。当烟碱激动神经节神经元突触后膜的 N_1 受体时，其作用呈双向性，小鼠先兴奋后抑制；当激动骨骼肌运动终板膜上的 N_2 受体时，骨骼肌收缩，严重时表现为明显的肌肉震颤。

【实验对象】　　小鼠。

【药品与器材】　　过烟水、生理盐水、注射器（1ml）、量筒（10ml）、4%苦味酸溶液等。

【实验步骤】

1. 选取健康小鼠 3 只，称重、4%苦味酸溶液标记为甲、乙、丙鼠，观察小鼠的正常活动。

2. 甲鼠腹腔注射过烟水 0.2ml/10g；乙鼠腹腔注射过烟水 0.4ml/10g；丙鼠腹腔注射生理盐水 0.4ml/10g。

3. 观察 3 只小鼠活动状况有何不同。

【结果记录】 在表 2-2-5 中记录实验结果。

表 2-2-5 烟对小鼠的毒性作用

编号	体重（g）	药物	剂量（ml）	活动情况
甲		过烟水		
乙		过烟水		
丙		生理盐水		

实验 5 麻醉药物作用的观察实验

一、普鲁卡因和丁卡因表面麻醉作用比较

【实验目的】 比较普鲁卡因和丁卡因表面麻醉作用的强度。

【实验原理】 局部麻醉药作用于用药局部的神经末梢，可逆性地阻断神经冲动的发生和传导，常用局部麻醉药的局麻特点各不相同，本实验通过观察局部麻醉药对家兔眼角膜的作用来加深对普鲁卡因和丁卡因表面麻醉特点的认识。

【实验对象】 家兔。

【药品与器材】 1%盐酸普鲁卡因溶液、1%盐酸丁卡因溶液、手术剪、滴管、兔箱、细棉花条等。

【实验步骤】

1. 取无眼疾家兔 1 只，放入兔箱内，剪去家兔双眼的睫毛。

2. 用细棉花条轻触家兔两眼角膜之上、中、下、左、右 5 点，观察并记录正常眨眼反射情况（有无眨眼）。

3. 术者用拇指和示指将家兔左侧下眼拉成杯状，滴入 1%盐酸丁卡因溶液 3 滴（滴入时术者另用手指压住家兔鼻泪管，以防药液流入家兔鼻泪管而被吸收），使其存留约 1min，然后任其流溢；另于右眼睑内，同样滴入 1%盐酸普鲁卡因溶液 3 滴。

4. 用药后 5min、10min、15min、20min、25min、30min 后，分别重复实验步骤 2。

5. 记录实验结果，测试次数为分母，眨眼反射为分子，如测试 5 次，若有 2 次眨眼记录眼角膜阳性反应率为 2/5，余类推。

【结果记录】 在表 2-2-6 中记录实验结果。

表 2-2-6 局部麻醉药对家兔眼角膜的表面麻醉作用

眼别	药物	眼角膜阳性反应率							麻醉程度
		用药前	用药后						
			5min	10min	15min	20min	25min	30min	

【注意事项】 术者轻触家兔角膜时注意不可触及其瞳孔，且每次用力相同。

【思考题】　普鲁卡因和丁卡因表面麻醉作用是否相同，为什么？

二、乙醚的全身麻醉和麻醉前给药

【实验目的】　观察乙醚对小鼠所产生的麻醉作用的特点及麻醉前给予苯巴比妥钠对乙醚麻醉的影响。

【实验原理】　全身麻醉药是一种能抑制中枢神经系统的药物，使意识、感觉和反射暂时消失、骨骼松弛。麻醉前给药的主要目的是缩短吸入性全身麻醉药的诱导期。

【实验对象】　小鼠。

【药品与器材】　生理盐水、乙醚溶液、0.3%苯巴比妥钠溶液、4%苦味酸溶液、烧杯（500ml）、棉球等。

【实验步骤】

1. 取小鼠2只，称重、4%苦味酸溶液标记，分为甲鼠和乙鼠。观察小鼠正常活动、痛觉反射、肌力、翻正反射。

2. 甲鼠腹腔注射0.3%苯巴比妥钠溶液0.2ml/10g，乙鼠腹腔注射生理盐水0.2ml/10g（对照），10min后将甲鼠与乙鼠同置于倒立烧杯中，并投入滴加有0.5ml乙醚溶液的棉球一个，记录开始吸入乙醚的时间，观察两鼠的活动情况。

3. 待小鼠麻醉后（翻正反射消失），将小鼠从烧杯中取出重复观察各项情况，记录两鼠进入麻醉的时间（诱导期）和麻醉维持时间（麻醉期）。

【结果记录】　在表2-2-7中记录实验结果。

表 2-2-7　乙醚的全身麻醉作用和麻醉前给药

编号	体重（g）	麻醉时间（min）		麻醉程度
		诱导期（开始吸入～麻醉）	麻醉期（开始麻醉～恢复）	

【注意事项】　实验中，两鼠置于烧杯后应密切观察，先麻醉的小鼠应即时取出，避免吸入过量的乙醚，影响实验结果。

【思考题】　两鼠麻醉时间有无差异，为什么？

三、丙泊酚的静脉麻醉作用

【实验目的】　观察丙泊酚的静脉麻醉作用。

【实验原理】　丙泊酚是高脂溶性的超短效静脉麻醉药，具有镇痛作用弱，肌肉松弛不完全等特点，临床常用于诱导麻醉。

【实验对象】　家兔。

【药品与器材】　1%丙泊酚溶液、注射器（2ml）。

【实验步骤】

1. 取家兔一只，称重，观察正常活动情况（呼吸、翻正反射、角膜反射、肌力、痛觉反射、分泌物）。

2. 给家兔耳缘静脉缓慢注射1%丙泊酚0.8ml/kg，直至翻正反射消失。观察上述指标的变化，记录家兔苏醒时间。

【结果记录】 在表2-2-8中记录实验结果。

表 2-2-8 丙泊酚的静脉麻醉作用

	体重（kg）	呼吸（次/min）	肌力	角膜反射	痛觉反射	翻正反射	分泌物	苏醒时间（min）
给药前								
给药后								

【注意事项】

1. 以翻正反射消失为麻醉指标。

2. 静注速度宜缓慢，以防止呼吸抑制导致死亡。

3. 药物剂量可因个体差异而有所变化。

【思考题】 丙泊酚的作用特点有哪些？应用注意事项有哪些？

实验 6 巴比妥类药物抗惊厥作用

【实验目的】 观察巴比妥类药物的抗惊厥作用。

【实验原理】 苯巴比妥钠为长效巴比妥类镇静催眠药，中枢作用由浅入深相继出现镇静、催眠及抗惊厥作用。丙泊酚是超短效巴比妥类镇静催眠药，其诱导期短，中枢抑制作用出现快。

【实验对象】 小鼠。

【药品与器材】 1.5%苯巴比妥钠溶液、10%尼可刹米溶液、1%丙泊酚溶液、4%苦味酸溶液、生理盐水、天平、注射器（1ml）、烧杯等。

【实验步骤】

1. 取小鼠3只，称体重、4%苦味酸溶液标记为甲、乙、丙3鼠。

2. 甲鼠皮下注射1.5%苯巴比妥钠溶液0.1ml/10g；乙鼠及丙鼠分别皮下注射生理盐水0.1ml/10g。

3. 15min后，3只小鼠均分别皮下注射10%尼可刹米溶液0.1ml/10g，观察并记录产生惊厥的时间及症状。

4. 乙鼠发生惊厥后，立即腹腔注射1%丙泊酚溶液0.15ml/10g；丙鼠发生惊厥后，立即给予等量生理盐水作对照。

5. 比较3只小鼠惊厥的发生情况和死亡情况。

【结果记录】 在表2-2-9中记录实验结果。

表 2-2-9 巴比妥类药物抗惊厥作用

编号	体重（g）	预先给药及剂量	致惊药物及剂量	惊厥出现时间	抢救药物及剂量	是否死亡
甲						
乙						
丙						

【注意事项】 用药的剂量要准确无误，记录观察结果要及时、仔细。

【思考题】 试从以上结果解释各药的药效及差异，并讨论各药作用快慢强弱和久暂的差别及其原因。

实验7 疼痛反应与药物的镇痛作用

【实验目的】 观察哌替啶的镇痛效应；掌握扭体法镇痛实验的方法。

【实验原理】 临床多种疾病都可能产生疼痛症状，适当应用镇痛药可以缓解疼痛，防止生理功能紊乱。哌替啶为人工合成镇痛药。其主要作用是激动阿片受体、激活脑内"抗痛系统"，产生中枢性镇痛作用。本实验利用乙酸作为化学刺激物注入小鼠腹腔，引起疼痛刺激，致使小鼠出现扭体反应（伸展后肢、腹部内收，同时躯体扭曲）。镇痛药对疼痛刺激有抑制作用，镇痛药的使用可明显减少扭体反应的发生。

【实验对象】 小鼠。

【药品与器材】 生理盐水、0.25%哌替啶溶液、0.05%酒石酸锑钾溶液、天平、注射器（1ml）、秒表等。

【实验方法】

1. 取小鼠4只，雌雄不限，称重，编号，随机分为给药组和对照组。

2. 给药组2只小鼠分别腹腔注射0.25%哌替啶溶液0.1ml/10g，对照组2只小鼠分别腹腔注射生理盐水0.1ml/10g。

3. 30min后，每只小鼠腹腔注射0.05%酒石酸锑钾溶液0.4ml。

4. 观察10min内各组产生扭体反应的动物数。

5. 汇总全实验室各组实验结果，计算镇痛百分率，评价药物的镇痛效应。

【结果记录】 在表2-2-10中记录实验结果。

表2-2-10 哌替啶对酒石酸锑钾诱导的小鼠扭体反应的影响

组别	动物数（只）	扭体反应动物数（只）	无扭体反应动物数（只）	镇痛百分率（%）
对照组				
给药组				

【结果计算】 镇痛百分率 = [（给药组无扭体反应动物数–对照组无扭体反应动物数）/对照组扭体反应动物数]×100%。

【注意事项】

1. 酒石酸锑钾溶液需临用时配制，如放置过久，作用明显减弱。

2. 扭体反应指标中有任何一项出现都算阳性，并且每次判定指标要一致。

【思考题】

1. 解热镇痛药和中枢性镇痛药的镇痛作用原理、镇痛作用特点有何不同？

2. 镇痛作用的临床应用有何区别？

实验 8　氯丙嗪对体温的影响

【实验目的】　观察氯丙嗪对体温的影响及其作用特点。

【实验原理】　氯丙嗪通过抑制体温调节中枢，使体温调节失灵，体温随环境温度的变化而变化。本实验通过观察氯丙嗪对体温的影响，加强对其体温调节特点的理解。

【实验对象】　家兔。

【药品与器材】　1%氯丙嗪溶液、石蜡油、生理盐水、兔箱、注射器（5ml）等。

【实验步骤】

1. 取家兔 3 只，称重并编号为甲、乙、丙兔，观察正常活动情况及测量体温（待安静后将家兔臀部抬高，右手拿肛表，将水银柱甩到 35℃ 以下，末端涂少许石蜡油，插入家兔肛门深度约 3cm 后取出读数）。

2. 甲、乙兔静脉注射 1%氯丙嗪溶液 10mg/kg；丙兔静脉注射相应容量生理盐水。

3. 给药后立即将甲兔置于低温环境；乙、丙两兔置于室温环境。

4. 30min 后观察 3 只兔活动情况，并测其体温，比较 3 只兔实验结果。

【结果记录】　在表 2-2-11 中记录实验结果。

表 2-2-11　氯丙嗪对体温的影响

编号	体重（kg）	药物	给药前		给药后		给药前后体温差（℃）
			活动情况	体温（℃）	活动情况	体温（℃）	
甲		1%氯丙嗪溶液					
乙		1%氯丙嗪溶液					
丙		生理盐水					

【注意事项】

1. 家兔最好在实验前 24h 放在准备实验的环境里，并分笼喂养。

2. 实验时室温要保持恒定。

【思考题】　试从以上结果说明氯丙嗪降温作用的特点。

实验 9　普萘洛尔提高心肌缺氧耐力的作用

【实验目的】　学习耗氧量的测算方法和计算耗氧率的方法，观察普萘洛尔提高心肌缺氧耐力的作用。

【实验原理】　普萘洛尔为 β 受体阻滞剂，它主要通过阻断心肌的 β 受体产生负性肌力作用，以降低心肌耗氧量，提高心肌缺氧耐力。本实验以动物在缺氧环境中的耗氧率为指标比较给药组动物与对照组动物的缺氧耐力的差别。

【实验对象】　小鼠。

【药品与器材】　生理盐水，0.05%异丙肾上腺素溶液，0.1%盐酸普萘洛尔溶液，广口瓶，吸管，测耗 O_2 装置（图 2-2-1），注射器（5ml、1ml、2ml），碱石灰，秒表等。

【实验步骤】

1. 取体重相近（同组内相差小于 2g），同性别的成年小鼠 3 只，分别编号。甲鼠皮下注射 0.05%异丙肾上腺素溶液 0.4ml/10g；乙鼠皮下注射生理盐水 0.2ml/10g；丙鼠皮下注射生理盐水 0.2ml/10g。

2. 观察 15min 后，甲鼠腹腔注射生理盐水 0.2ml/10g；乙鼠腹腔注射 0.1%普萘洛尔溶液 0.2ml/10g；丙鼠腹腔注射生理盐水 0.2ml/10g。

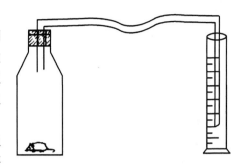

图 2-2-1　小鼠测耗 O_2 装置

3. 再观察 3min，将 3 只小鼠同时放入广口瓶（广口瓶内盛碱石灰）中，每瓶放 1 只小鼠，将瓶盖盖紧，立即开动秒表，记录各鼠呼吸停止时间，比较 3 只小鼠存活时间、耗氧量（A）及耗氧率（R）。

$$R[ml/(g \cdot min)]=A（ml）÷体重（g）÷存活时间（min）$$

【结果记录】　在表 2-2-12 中记录实验结果。

表 2-2-12　药物对小鼠耗氧量及存活时间的影响

编号	体重（g）	给药及剂量	15min 后给药及剂量	存活时间（min）	耗氧量（ml）	耗氧率[ml/(g·min)]
甲						
乙						
丙						

【注意事项】

1. 所有广口瓶必须等容量，并配有瓶塞。

2. 广口瓶瓶塞必须涂凡士林，以便密封。

【思考题】　盐酸普萘洛尔与异丙肾上腺素对心肌缺氧耐力的影响及其机制是什么？

实验 10　传出神经系统药物对家兔动脉血压的影响

【实验目的】　观察传出神经系统药物对家兔动脉血压的影响，并用受体学说分析其机制。

【实验原理】　心血管活动不仅受交感和副交感神经支配，还受血液中化学物质影响，如肾上腺素、去甲肾上腺素、异丙肾上腺素、乙酰胆碱等。同时，也受相应阻滞剂的影响，其原理是与心肌和血管平滑肌上的相应受体结合而发挥作用。

【实验对象】　家兔。

【药品与器材】　生理盐水、25%氨基甲酸乙酯溶液、1%普鲁卡因溶液、0.5%肝素溶液、0.01%肾上腺素溶液、0.01%去甲肾上腺素溶液、0.025%异丙肾上腺素溶液、0.1%普萘洛尔溶液、0.1%酚妥拉明溶液、BL-420N 系统、兔台、哺乳动物手术器械、气管插管、动脉夹、动脉插管、压力传感器、三通管、输液装置、有色丝线、纱布、注射器等。

【实验步骤】

1. 家兔称重后，由耳缘静脉缓慢注射 25%氨基甲酸乙酯溶液进行全身麻醉（4ml/kg）。

2. 将家兔仰卧位固定于兔台上，剪去颈部正中被毛，以备颈部手术切口。

3. 分别行气管分离术、颈总动脉分离术（分离左侧颈总动脉）、颈外静脉分离术（分离右侧颈外静脉）、气管插管术（气管插管、固定）、颈总动脉插管术（左侧颈总动脉插管并记录血压变化）、颈外静脉插管术（右侧颈外静脉插管，以备输液及给药）。

【观察项目】 描记一段正常血压后，按下列顺序给药：①0.01%肾上腺素溶液 0.1ml/kg；②0.01%去甲肾上腺素溶液 0.1ml/kg；③0.025%异丙肾上腺素溶液 0.1ml/kg；④0.1%酚妥拉明溶液 0.5ml/kg 缓慢注射后，重复①、②、③给药；⑤0.1%普萘洛尔溶液 0.5ml/kg 缓慢注射后，重复①、②、③给药。

【结果记录】 在表 2-2-13 中记录实验结果。

表 2-2-13 传出神经系统药物对家兔动脉血压的影响

拟肾上腺素药物	未给阻滞剂 收缩压/舒张压（mmHg）		酚妥拉明 收缩压/舒张压（mmHg）		普萘洛尔 收缩压/舒张压（mmHg）	
	给药前	给药后	给药前	给药后	给药前	给药后
肾上腺素						
去甲肾上腺素						
异丙肾上腺素						

【注意事项】

1. 实验小组应分工明确，各尽其责，又密切配合。

2. 全身麻醉时，切勿注药过快，防止家兔因呼吸抑制立即死亡。

3. 手术动作应轻柔，家兔有出血时应及时结扎止血，分离家兔颈总动脉及插管时要特别小心，防止出血。

4. 动脉套管内宜加少量肝素，以防凝血。

【思考题】

1. 肾上腺素和去甲肾上腺素对心血管作用有何异同？

2. 拟肾上腺素类药物对血压、心率各有何作用？其作用原理是什么？何药易导致心律失常？

3. 分别应用酚妥拉明及普萘洛尔后，重复注入肾上腺素、去甲肾上腺素、异丙肾上腺素，血压反应与第一次给药有何变化？试述其原理。

实验 11 利多卡因的抗心律失常作用

【实验目的】 学习动物体表心电图的描记方法，并观察氯化钡致家兔心律失常的作用及利多卡因的治疗作用。

【实验原理】 氯化钡（$BaCl_2$）增加 Na^+内流，提高最大舒张期电位及去极化速率，而诱发心律失常。

【实验对象】 家兔。

【药品与器材】 25%氨基甲酸乙酯溶液、0.4%$BaCl_2$溶液、0.5%利多卡因溶液、生理盐水、BL-420N 系统、头皮针、注射器（5ml 及 20ml）、动脉夹、针头等。

【实验步骤】

1. 家兔称重后，由耳缘静脉缓慢注射 25%氨基甲酸乙酯溶液进行全身麻醉（4ml/kg）。耳缘静脉预留头皮针，并连接装有生理盐水的注射器，用动脉夹固定。

2. 将家兔仰卧位固定于兔台上，剪去颈部正中被毛，以备颈部手术切口。

3. 将针头插入家兔右前肢、右后肢及左后肢踝部皮下，将心电导联线按右前肢（白）、右后肢（黑）、左后肢（红）的顺序接于针头上，再将导线（电极）另一端连接 BL-420N 系统面板 1 通道。

4. 以 II 导联描记一幅家兔正常心电图。记录其 P—P 间期、R–R 间期、P–R 间期、Q—T 间期以及 P 波、QRS 波、T 波的波宽和振幅。

5. 家兔静脉注射 0.4% $BaCl_2$ 溶液 1ml/kg，随后立即记录给药后 30s、1min、3min 和 5min 时的 II 导联心电图，观察并记录，P—P 间期、R—R 间期、P—R 间期、Q—T 间期以及 P 波、QRS 波、T 波的波宽和振幅。若 5min 后无变化，再给一次上述剂量直至出现室性心律失常为止。

6. 家兔出现室性心律失常后，立即缓慢静脉注射 0.5%利多卡因溶液 5mg/kg（1ml/kg）。若无效，隔 5min 再给 1/2 剂量。注意观察上述心电图指标有何变化。

7. 判定心律失常作用的效果：静注抗心律失常药后 5min 即快速静注 0.4% $BaCl_2$ 溶液 1ml/kg，一般以给 $BaCl_2$ 溶液后 0.1s 内不出现快速性室上性心律失常判定药物为有效。

【结果记录】 用 BL-420N 系统描记正常及每次给药前后的心电图，测量并在表 2-2-14 中记录以下指标。

表 2-2-14 药物对家兔心电图指标的影响

	P—P 间期 (s)	R—R 间期 (s)	P—R 间期 (s)	Q—T 间期 (s)	P 波		QRS 波		T 波	
					波宽 (s)	振幅 (mV)	波宽 (s)	振幅 (mV)	波宽 (s)	振幅 (mV)
给药前										
0.4% $BaCl_2$ 溶液 — 30s										
1min										
3min										
5min										
5%利多卡因溶液 5min										

注：快速静注 $BaCl_2$ 溶液后大多数动物在给药过程中或给药后 3s 内出现心律失常，主要表现为快速性室上性心律失常，有些动物可二联律或三联律交替出现，心律失常平均维持 24.5min（轻者数分钟至十几分钟内恢复为窦性心律）

【注意事项】 $BaCl_2$ 溶液用前稀释。

【思考题】 利多卡因溶液对 $BaCl_2$ 溶液所致心律失常有何影响？

实验 12 肠 祥 实 验

【实验目的】 观察硫酸镁、液体石蜡对肠道的作用。

【**实验原理**】 硫酸镁口服后作用于消化系统能产生容积性导泻作用。液体石蜡能产生润滑性导泻作用。本实验通过观察硫酸镁、液体石蜡对肠膨胀程度、肠壁充血度的影响，并与对照组比较，进一步加深对作用于消化系统药物的认识。

【**实验对象**】 家兔。

【**药品与器材**】 25%氨基甲酸乙酯溶液、20%硫酸镁溶液、液体石蜡、生理盐水、兔台、手术刀、血管钳、镊子、烧杯、注射器、纱布等。

【**实验步骤**】

1. 家兔称重后，由耳缘静脉缓慢注射25%氨基甲酸乙酯溶液进行全身麻醉（4ml/kg）。

2. 将家兔仰卧位固定于兔台上，剪去上腹部正中被毛，以备上腹部手术切口。

3. 沿家兔腹正中切口6～8cm，切开家兔腹膜取出其小肠，将肠内容物挤向结肠并结扎。再将结扎段分成3段，每段于2cm结扎使其互不相通。

4. 家兔结肠每段分别注射20%硫酸镁溶液、生理盐水、液体石蜡各2ml。将小肠回纳至腹腔，盖以生理盐水纱布，1.5h后取出结扎各肠段，观察各段膨胀与充血程度，并用注射器吸取各段液体。比较其肠容量。

5. 最后切开家兔肠壁，观察肠壁充血程度。

【**结果记录**】 在表2-2-15中记录实验结果。

表2-2-15 药物对家兔肠道的局部作用

肠段变化	20%硫酸镁溶液	生理盐水	液体石蜡
肠膨胀程度			
肠容量			
肠壁充血程度			

【**注意事项**】

1. 结扎的三段肠管长度一定要均匀（每段长约2cm）。

2. 三段肠管，其中中间一段注入生理盐水，两边各注射20%硫酸镁溶液、液体石蜡。

【**思考题**】 硫酸镁和液体石蜡的导泻机制各有何不同？

第三章 病理生理学基础性、验证性实验

实验1 缺氧及药物的预防作用

【实验目的】

1. 通过在动物身上复制乏氧性、血液性和组织性缺氧，了解各类缺氧的发病原因和机制，观察缺氧时动物呼吸深度、皮肤黏膜、血液颜色和活动情况的改变。

2. 了解外界环境温度、机体神经系统功能状态以及年龄不同对缺氧耐受性的影响，认识条件因素在缺氧发病中的重要性和临床应用冬眠与低温治疗的实用意义。

【实验原理】

1. 通过将小鼠放入盛有碱石灰的缺氧瓶内，造成乏氧性缺氧。

2. 通过使小鼠吸入CO或腹腔注射亚硝酸钠，造成血液性缺氧。

3. 通过给小鼠注入氰化物，造成组织性缺氧。

【实验对象】 体重相近、性别相同的成年小鼠。

【药品与器材】 碱石灰，甲酸溶液，浓硫酸，氢氧化钠溶液，5%亚硝酸钠溶液，1%亚甲蓝溶液，0.1%氰化钾溶液，10%硫代硫酸钠溶液，生理盐水，一氧化碳发生器，吸管，剪刀，镊子，注射器（1ml、2ml），缺氧瓶，天平，酒精灯，计时器等。

【实验步骤与观察项目】

1. 乏氧性缺氧

（1）取碱石灰少许（约5g）和1只小鼠放入缺氧瓶内（图2-3-1），观察和记录小鼠缺氧前的一般状况，包括呼吸（次/10s）、皮肤和口唇颜色。随后塞紧瓶塞，记录时间，以后每3min重复观察上述指标1次。如有其他变化随时记录，直至小鼠死亡。

（2）小鼠尸体留待其他实验完成后，再依次打开腹腔，观察和比较其血液、肝脏颜色。

2. 血液性（一氧化碳）缺氧

（1）准备一氧化碳发生器：用刻度吸管取甲酸溶液3ml放于试管内，沿管壁缓慢加入浓硫酸2ml，塞紧（可用酒精灯稍加热，加速CO产生，但不可过热，以免液体沸热。如果CO产生过多过快，则小鼠迅速死亡，而血液颜色改变不明显（HCOOH→ H_2O+CO）；同时将1只小鼠放入广口瓶中，观察其正常表现后，与一氧化碳发生器连接（图2-3-2）。

（2）观察指标与方法及尸检同乏氧性缺氧。

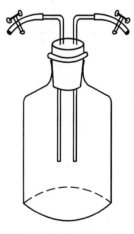

图2-3-1 缺氧瓶

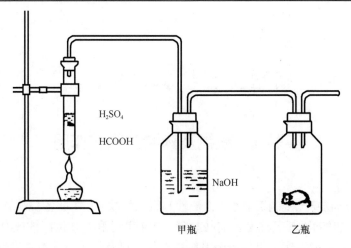

图 2-3-2　一氧化碳发生器

3. 血液性（亚硝酸钠）缺氧

（1）取体重相近的小鼠 2 只，同上观察正常表现后，每只小鼠腹腔内注入 5%亚硝酸钠溶液 0.3ml，其中一只注入亚硝酸钠溶液后立即向腹腔内注入 1%亚甲蓝溶液 0.3ml，另一只注入生理盐水 0.3ml。

（2）观察指标与方法及尸检同乏氧性缺氧。

4. 组织性（氰化钾）缺氧

（1）取 2 只小鼠，称重。观察其正常表现后，每只小鼠腹腔各注入 0.1%氰化钾溶液 0.2ml，其中一只注入 10%硫代硫酸钠溶液 0.4ml，另一只注入等量生理盐水。

（2）观察指标与方法及尸检同乏氧性缺氧。

【结果记录】　在表 2-3-1 中记录实验结果。

表 2-3-1　不同类型缺氧对小鼠的影响

编号	呼吸（次/10s）		皮肤及口唇颜色		肝脏颜色	血液颜色	存活时间（min）
	前	后	前	后			
1							
2							
3							
4							
5							
6							

【注意事项】

1. 所有缺氧瓶必须等容量，并配有瓶塞。

2. 缺氧瓶瓶塞必须涂凡士林，以便密封。

【思考题】

1. 实验中各种缺氧的原因和发病机制是什么？

2. 各种原因造成的缺氧，导致小鼠尾、耳、口唇黏膜及血液颜色的改变不同的原因是什么？

实验 2　大鼠实验性肺水肿

【实验目的】

1. 复制肺水肿模型。

2. 观察急性肺水肿的大鼠表现。

3. 分析实验性肺水肿的发病机制及肺水肿发生后对呼吸功能的影响。

【实验对象】　大鼠。

【药品与器材】　0.1%肾上腺素溶液、戊巴比妥钠溶液、生理盐水、电子秤、听诊器、组织剪、镊子、滤纸、注射器（2ml）及注射针头、鼠笼等。

【实验步骤及观察指标】

1. 取大鼠 2 只，称重、编号为甲、乙鼠。观察大鼠呼吸（频率、深度）及肤色、皮肤黏膜，进行肺部听诊。

2. 甲鼠腹腔注射 0.1%肾上腺素溶液 2ml，乙鼠腹腔注射生理盐水 2ml。观察、记录时间及大鼠各项指标变化，注意口鼻有无泡沫痰流出、呼吸及皮肤黏膜的变化。

3. 若 20min 后甲鼠仍存活则处死小鼠，相同的时间后处死乙鼠。通过腹腔注射戊巴比妥钠溶液 1ml/100g 麻醉处死乙鼠，然后剪断颈动脉快速放血致死。

4. 分别进行尸体解剖，取出心、肺，将心与肺分离，清除其他结缔组织，擦去肺表面血迹后放在电子秤上，调零，剪去气管，称重，记录肺重量。

5. 肉眼观察肺部的改变，切开肺，观察切面改变，注意有无泡沫液体流出。

6. 计算甲、乙两鼠肺系数[肺系数（mg/g）= 肺湿量（mg）/体重（g）]。正常大鼠的肺系数为 4～8mg/g。

【结果记录】　在表 2-3-2 中记录实验结果。

表 2-3-2　大鼠实验性肺水肿的表现

	甲鼠（注射 0.1%肾上腺素溶液）		乙鼠（注射生理盐水）	
	注射前	注射后	注射前	注射后
活动情况				
口鼻（有无泡沫痰）				
皮肤黏膜				
呼吸				
肺部听诊				
肺大体				
肺湿量（mg）				
体重（g）				
肺系数				

注：大鼠呼吸正常参考值为 66～114 次/min

【注意事项】

1. 解剖大鼠时，不要损伤其肺表面和挤压肺组织，以防水肿液流出，影响肺系数。

2. 尽可能将除肺之外的组织分离干净，将肺表面血迹清除干净。

3. 对照鼠处死方法采用快速放血法，其他处死方法均可以引起肺水肿，勿掐死大鼠。

【思考题】

1. 肾上腺素的主要作用有哪些？引起肺水肿的机制是什么？

2. 急性肺水肿大鼠活动有无改变？为什么？

3. 急性肺水肿大鼠呼吸、皮肤黏膜有无改变？口鼻有无泡沫痰流出？机制是什么？

4. 急性肺水肿肺大体有哪些特点？急性肺水肿肺系数有无变化？这些特点及变化的意义是什么？

实验 3　家兔高血钾症及药物治疗

【实验目的】

1. 加深对高钾血症时心脏电生理的影响的理解及抢救措施。

2. 掌握高钾血症时心电图改变的特征和机制。

【实验原理】　　高血钾可使心脏有效不应期缩短，兴奋性和传导性呈双相变化。血钾急剧增高，可导致严重传导阻滞和兴奋性消失而导致心跳停止。本实验通过静脉滴注 KCl，使血钾浓度提高，造成高钾血症，通过观测心电图变化了解高钾血症对心脏电生理的影响。

【实验对象】　　家兔。

【药品与器材】　　25%氨基甲酸乙酯溶液、2% KCl 溶液、4% KCl 溶液、10% KCl 溶液、10%葡萄糖酸钙溶液/10%氯化钙溶液/4%碳酸氢钠溶液、注射器、针头、哺乳动物手术器械、粗剪刀、气管插管、呼吸机硅胶管、输液装置、兔台、BL-420N 系统等。

【实验步骤与观察项目】

1. 取家兔 1 只，称重，用 25%氨基甲酸乙酯溶液（4ml/kg）通过耳缘静脉麻醉家兔。

2. 描记正常心电图。取针头 3 枚，分别插入家兔右前肢、右后肢、左后肢踝部皮下。将心电导联线按右前肢（白）、右后肢（黑）、左后肢（红）的顺序接于针头上，再将导线（电极）另一端连接 BL-420N 系统面板 1 通道。以 II 导联描记一段正常心电图。

3. 用 2% KCl 溶液从家兔耳缘静脉滴入，滴速严格控制在 15～20 滴/min。不出现典型心电图改变可改用 4% KCl 溶液静脉滴注，同时，在另一侧耳缘静脉准备推注抢救药的通路。

4. 出现高尖 T 波后关闭滴液开关。再静脉滴注 2% KCl 溶液，检测心电图变化。出现心室颤动、心室扑动时，立即停止 KCl 溶液滴入，并立即推注抢救药（10%葡萄糖酸钙溶液 5ml/kg、10%氯化钙溶液 2ml/kg 或 4%碳酸氢钠溶液 5ml/kg）。抢救成功则恢复窦性心律，并出现最典型的高尖 T 波（心室颤动、心室扑动特征：QRS 波群与 T 波完全消失，代之以形态、大小不等、波动频率不规则的 T 波）。

5. 打开家兔胸腔看见心脏搏动后，迅速推注 10% KCl（8ml/kg），观察心搏变化及心脏停止在什么状态（高钾血症的致死作用观察）。

【注意事项】

1. 计算整个实验过程中输入的 KCl 溶液总量。

2. 实验前最好给 BL-420N 系统连接好地线，以处理心电干扰波。

3. 家兔对注入 KCl 溶液的耐受性有个体差异，注意适当调整注入 KCl 溶液的浓度和间隔时间。

4. 给家兔开胸前可行气管插管，并连接 BL-420N 系统、小动物呼吸机。

5. 给家兔开胸时注意用止血钳夹住家兔大血管，以防止大出血。

【思考题】

1. 高钾血症可引起哪些心脏特性变化？为什么？

2. 有一种高钾血症抢救措施是静脉推注葡萄糖+胰岛素溶液，你对此有何评价？你还能想到哪些抢救方法？

3. 血浆与组织间液的钾除了向细胞内转移外，机体还能通过什么途径代偿高钾血症？

实验 4　急性右心衰竭及其药物治疗

【实验目的】

1. 学习复制家兔急性右心衰竭的模型。

2. 观察右心衰竭时血流动力学的主要变化。

3. 通过对实验的观察分析，加深对心力衰竭的发生机制及病理生理变化的理解。

【实验原理】　通过急性肺小血管栓塞，引起右心室后负荷增加。通过大量静脉输液，引起右心室前负荷增加。由于右心室前、后负荷的过度增加，造成右心室收缩和舒张功能下降，而导致急性右心衰竭。

【实验对象】　家兔。

【药品及器材】　0.3%肝素溶液，生理盐水，液体石蜡，1%普鲁卡因溶液，25%氨基甲酸乙酯溶液，哺乳动物手术器械，兔台及兔头固定器，BL-420N 系统，输液及中心静脉压测量装置，连接三通活塞的静脉导管、动脉导管，气管插管，动脉夹，听诊器，注射器（1ml、5ml、10ml、50ml），注射针头，粗剪刀等。

【实验步骤与观察项目】

1. 家兔称重后，由其耳缘静脉缓慢注射 25%氨基甲酸乙酯溶液进行全身麻醉(4ml/kg)。

2. 将家兔仰卧位固定于兔台上，剪去颈部正中被毛，以备颈部手术切口。

3. 分别行气管分离术，颈总动脉分离术（分离左侧颈总动脉），颈外静脉分离术（分离右侧颈外静脉），气管插管术（气管插管、固定），颈总动脉插管术（左侧颈总动脉插管并记录血压变化），颈外静脉插管术[右侧颈外静脉插管，以备输液、给药及记录中心静脉压（CVP）]。

4. 观察家兔心率、心音强度、呼吸（频率和深度）、动脉血压及 CVP，并注意听诊肺部有无水泡音出现。

5. 复制急性右心衰竭模型

（1）用 1ml 注射器抽取预先加温至 38℃的液体石蜡 1ml，以 0.2ml/min 的速度经家兔耳缘静脉缓慢注入半量液体石蜡（0.5ml），同时密切观察血压、呼吸等变化。如有血压明显下降或 CVP 明显上升，立即停止注射。待家兔血压和 CVP 又恢复到原对照水平时，再缓慢注入剩余半量液体石蜡（0.5ml），直至血压有轻度下降（降低 9.75～20.25mmHg），和（或）CVP 有明显升高为止（一般液体石蜡用量为 0.5～1ml，不超过 0.5ml/kg）。

（2）待家兔呼吸、血压稳定后，以 5～10ml/min 的速度快速由颈外静脉导管输入生理盐水，直至家兔死亡（约 30min）。输液过程中密切观察各项指标的变化（呼吸、血压、心率、CVP，听诊心音强度、胸背部有无水泡音等），并于全速输液 10min 及 20min 时记录上述指标。

（3）家兔死亡后，挤压胸壁，观察气管内有无分泌物溢出。剖开其胸、腹腔，观察有无胸腔积液和腹水，肝有无淤血、肿大；肠系膜血管有无淤血，肠壁有无水肿；心脏各室腔大小有何改变；肺有无水肿；最后切开腔静脉，让血液流出，观察肝和心室腔大小的变化。

【结果记录】　在表 2-3-3 中记录实验结果。

表 2-3-3　急性右心衰竭对家兔生命体征的影响

项目	呼吸（次/min）	血压（mmHg）	心率（次/min）	CVP（cmH₂O/mmHg）	听诊
正常					
注入栓塞剂半量					
注入栓塞剂全量					
全速输液 10min					
全速输液 20min					

注：尸体解剖时观察心脏（大小、心室腔大小、心壁薄厚，右心房有无泡沫状血液），肺（大小、有无水肿、梗死，切面有无泡沫状液体）；肝（大小、有无水肿），胸腔和腹腔有无积液

【注意事项】

1. 家兔颈外静脉壁薄，易损伤出血，分离时应仔细进行钝性分离，切忌用剪刀剪切。

2. 静脉导管的插入深度为 5～7cm，在插管过程中如遇阻力，可将导管稍微退出，调整方向后再插，切忌硬插刺破血管。插好后可见中心静脉压测量装置中液面随呼吸明显波动。

3. 注射液体石蜡时一定要缓慢，出现血压明显降低时应立即停止注射，否则会导致家兔立即死亡。

4. 全身麻醉不宜过深，麻醉过深可因家兔排尿增加而致实验时间延长。

5. 尸检时注意不要损伤胸、腹腔血管，以免影响对胸腔积液、腹水的观察。

【思考题】

1. 本实验是什么原因引起的急性右心衰竭？哪些指标变化是右心衰竭所致？

2. 本实验有无缺氧？有哪些缺氧类型？其发生机制是什么？

3. 本实验有无酸碱平衡紊乱和肺水肿？如果有，其发生机制是什么？

实验 5　休克的病理生理及药物治疗

【实验目的】

1. 学习失血性休克动物模型的复制方法。

2. 观察在失血性休克后，动脉血压、CVP、肛温、尿量、呼吸等生理指标的变化；

加深对休克各期的主要临床表现及其发生机制的理解和认识。

3. 通过药物及输液治疗，了解治疗休克的一些重要措施。

【实验原理】　颈动脉放血会导致循环血量减少，当快速失血量超过总血量的 30% 时，引起心输出量减少，动脉血压下降，同时反射性地引起交感神经兴奋，外周血管收缩，组织器官微循环灌流量急剧减少，发生休克。

【实验对象】　家兔。

【药品与器材】　25%氨基甲酸乙酯溶液，0.5%肝素溶液，1%普鲁卡因溶液，0.01% 异丙肾上腺素溶液，生理盐水，BL-420N 系统，哺乳动物手术器械，兔台，血压描记装置，输液装置，张力换能器，压力传感器，接线板，气管插管，动脉套管，静脉插管，三通管，温度计，注射器（5ml、10ml、50ml），注射针头，纱布，棉花，白纱带（4~5 根）等。

【实验步骤】

1. 家兔称重后，由其耳缘静脉缓慢注射 25%氨基甲酸乙酯溶液进行全身麻醉 （4ml/kg）。

2. 将家兔仰卧位固定于兔台上，剪去颈部正中被毛，以备颈部手术切口。

3. 分别对家兔行气管分离术、颈总动脉分离术（分离左侧颈总动脉）、颈外静脉分离术（分离右侧颈外静脉），气管插管术（气管插管、固定），颈总动脉插管术（左侧颈总动脉插管并记录血压变化），颈外静脉插管术（右侧颈外静脉插管，以备输液、给药及记录 CVP）。

4. 自家兔尿道（或输尿管）插入导尿管，接引流尿液，肛门插入温度计一支测肛温。

5. 于家兔放血前观察和记录其一般状况、皮肤黏膜颜色、血压、呼吸、心率、肛温、尿量。

6. 打开三通管，从家兔颈动脉放血，同时密切观察血压，使血压维持在 40mmHg，在停止放血后若血压回升，应再次放血，使血压在 40mmHg 上下持续 10min 左右后，再观察记录上述各项指标。放出的血中必须提前加入 0.5%肝素溶液，防止血凝，以备输血。

7. 将上述家兔颈动脉放出的抗凝血经颈外静脉输血进行救治，观察家兔一般状况及血压等项生理指标有无好转和改善。

8. 快速从家兔颈外静脉处输入生理盐水（50 滴/min），观察家兔一般状况及血压等项生理指标有无好转和改善。

【观察项目】　家兔的一般情况（皮肤黏膜颜色、肛温、呼吸、血压、CVP 及尿量）。

【结果记录】　在表 2-3-4 中记录实验结果。

表 2-3-4　失血性休克家兔生命体征的变化

观察项目	呼吸（次/min）	血压（mmHg）	CVP（cmH₂O/mmHg）	肛温（℃）	尿量（滴/min）	皮肤黏膜颜色
正常						
放血						
回输血						
回输液						

【注意事项】

1. 实验小组内应分工明确，各尽其责，密切配合，以保证手术顺利进行。

2. 手术时，动作要敏捷、轻柔，应尽量减少创伤和出血。

3. 动脉套管、放血用的套管内，应事先加一定量的肝素溶液，以防凝血。

【思考题】

1. 在失血性休克发展过程中，血压和微循环变化有何特点？血压变化与微循环变化有何联系？呼吸、尿量、肛温等有怎样的变化？简述其原因及机制。

2. 为什么输血、输液是抢救休克的一项重要措施？它有什么重要意义？

实验6　氨在肝性脑病发病机制中的作用

【实验目的】

1. 通过动物实验验证氨在肝性脑病发病机制中的作用，加深对氨中毒学说的理解。

2. 了解肝强大的解毒功能。

3. 学习暴露肝、肝叶大部切除和十二指肠置管的方法。

4. 用谷氨酸钠治疗，探讨其疗效的病理生理机制。

【实验原理】　采用家兔肝大部分切除术造成肝解毒功能急剧降低，在此基础上经肠腔注入复方氯化铵溶液，使家兔血氨迅速升高，并出现震颤、抽搐、昏迷等类似肝性脑病症状，通过与对照组家兔比较，证明氨在肝性脑病发生机制中的重要作用及肝在解氨毒中的重要地位。

【实验对象】　家兔。

【药品与器材】　25%氨基甲酸乙酯溶液、0.3%肝素溶液、2.5%复方氯化铵溶液、2.5%复方氯化钠溶液、2.5%复方谷氨酸钠溶液、哺乳动物手术器械等。

【实验步骤与观察项目】

1. 取 3 只家兔，并称重，分为甲、乙、丙兔，由其耳缘静脉缓慢注射 25%氨基甲酸乙酯溶液进行全身麻醉（4ml/kg）。

2. 将家兔仰卧位固定于兔台上，剪去上腹部正中被毛，以备上腹部手术切口。①自家兔剑突起做上腹部正中纵向切口6～8cm充分暴露其肝；②游离其肝，辨认肝各叶（图2-3-3）；③家兔十二指肠作切口，插入一插管；④在家兔耳缘静脉穿刺，并固定一头皮静脉针。

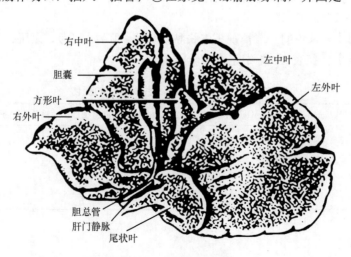

右中叶　左中叶

胆囊　左外叶

方形叶

右外叶

胆总管
肝门静脉
尾状叶

图2-3-3　家兔肝背侧面观

3. 复制肝性脑病动物模型，观察复方谷氨酸钠溶液在急性肝中毒中的治疗作用。

（1）甲兔：作肝大部分结扎术，然后每隔 5min 经十二指肠插管处注射 2.5%复方氯化铵溶液一次，每次注射 4~5ml，首次量加倍，观察家兔头面部有无肌肉抽动，前肢有无扑翼样震颤等，出现上述症状立即停止用 2.5%复方氯化铵溶液，并记录用药次数及给药到出现症状时间。然后立即由家兔耳缘静脉注射 2.5%复方谷氨酸钠溶液 20ml/kg，观察其中毒现象消失情况。

（2）乙兔：同上结扎肝叶，十二指肠插管内每隔 5min 注入 2.5%复方氯化钠溶液 4~5ml，首次量加倍。注射次数、量及注射 2.5%复方谷氨酸钠溶液的量同甲兔，观察有无肝性脑病症状出现及其中毒现象消失情况。

（3）丙兔：不结扎肝叶，十二指肠内每隔 5min 注入 2.5%复方氯化铵溶液 4~5ml，首次量加倍，注射次数、量及注射 2.5%复方谷氨酸钠溶液的量同甲组，观察有无肝性脑病症状出现及其中毒现象消失情况。

【结果记录】 在表 2-3-5 中记录实验结果。

表 2-3-5 三组家兔用药前后比较

编号	体重（kg）	2.5%复方谷氨酸钠溶液（ml）	2.5%复方氯化铵溶液（ml）	2.5%复方氯化钠溶液（ml）	症状		
					用药前	用药后	解救
甲							
乙							
丙							

【注意事项】

1. 游离家兔肝动作宜轻柔，剪断镰状韧带时，防刺破其横膈。

2. 结扎家兔肝时，尽量靠近肝门处，避免拦腰勒破肝叶。

3. 家兔十二指肠插管要有一定深度，并且向小肠方向。

4. 家兔耳缘静脉保持通畅。

【思考题】

1. 氯化铵中毒引起肝性脑病的机制是什么？谷氨酸钠为何能缓解肝性脑病症状？

2. 实验家兔与对照家兔结果比较各说明什么问题？

用线结扎并剪断。将制备好的神经标本浸泡在林格液中数分钟，待其兴奋性稳定后开始实验。

3. 在 BL-420N 系统面板刺激输出接口上连接一对刺激电极，刺激电极的正极连接神经干标本盒的 S1，负极连接 S2，地线接地。两对引导电极的正极分别连接在 R1 和 R3 上，负极分别连接在 R2 和 R4 上，引导电极的另一端分别连接在 BL-420N 系统面板的 1、2 通道。打开计算机，启动 BL-420N 系统。

【观察项目】 观察蛙神经干双相动作电位幅度（A）、时程（t）。

1. 将分离好的蛙神经干标本放置于神经标本屏蔽盒的电极上，启动刺激器，从零开始逐渐增加强度，仔细观察双相动作电位，适当调整刺激强度至波形最佳，并记录其正常状态下动作电位的幅值与时程。

2. 将脱脂棉球按实验分组用不同浓度的葡萄糖溶液或甘露醇溶液浸湿后置于蛙神经干标本上，每隔 2min 记录一次动作电位，观察其幅值与时程的变化，直至动作电位不再变化时，取出脱脂棉球，用滤纸轻轻吸干蛙神经干标本周围液体。注意不要移动蛙神经干标本的位置。更换林格液脱脂棉球，观察动作电位，直至动作电位恢复正常，再换用另一种浓度的溶液。

【结果记录及计算】

1. 在表 3-1-1 中记录各时间点测得的动作电位幅度（A）。

表 3-1-1 不同浓度葡萄糖溶液对蛙坐骨神经干动作电位幅值的影响

		动作电位幅度 A（mV）							
		0min	2min	4min	6min	8min	10min	12min	……
对照组	1组								
	2组								
	3组								
	4组								
实验组	1组								
	2组								
	3组								
	4组								

2. 在表 3-1-2 中记录各时间点测得的动作电位时程（t）。

表 3-1-2 不同浓度葡萄糖溶液对蛙坐骨神经干动作电位时程的影响

		动作电位时程 t（s）							
		0min	2min	4min	6min	8min	10min	12min	……
对照组	1组								
	2组								
	3组								
	4组								

用线结扎并剪断。将制备好的神经标本浸泡在林格液中数分钟，待其兴奋性稳定后开始实验。

3. 在 BL-420N 系统面板刺激输出接口上连接一对刺激电极，刺激电极的正极连接神经干标本盒的 S1，负极连接 S2，地线接地。两对引导电极的正极分别连接在 R1 和 R3 上，负极分别连接在 R2 和 R4 上，引导电极的另一端分别连接在 BL-420N 系统面板的 1、2 通道。打开计算机，启动 BL-420N 系统。

【观察项目】 观察蛙神经干双相动作电位幅度（A）、时程（t）。

1. 将分离好的蛙神经干标本放置于神经标本屏蔽盒的电极上，启动刺激器，从零开始逐渐增加强度，仔细观察双相动作电位，适当调整刺激强度至波形最佳，并记录其正常状态下动作电位的幅值与时程。

2. 将脱脂棉球按实验分组用不同浓度的葡萄糖溶液或甘露醇溶液浸湿后置于蛙神经干标本上，每隔 2min 记录一次动作电位，观察其幅值与时程的变化，直至动作电位不再变化时，取出脱脂棉球，用滤纸轻轻吸干蛙神经干标本周围液体。注意不要移动蛙神经干标本的位置。更换林格液脱脂棉球，观察动作电位，直至动作电位恢复正常，再换用另一种浓度的溶液。

【结果记录及计算】

1. 在表 3-1-1 中记录各时间点测得的动作电位幅度（A）。

表 3-1-1 不同浓度葡萄糖溶液对蛙坐骨神经干动作电位幅值的影响

		动作电位幅度 A（mV）							
		0min	2min	4min	6min	8min	10min	12min	……
对照组	1组								
	2组								
	3组								
	4组								
实验组	1组								
	2组								
	3组								
	4组								

2. 在表 3-1-2 中记录各时间点测得的动作电位时程（t）。

表 3-1-2 不同浓度葡萄糖溶液对蛙坐骨神经干动作电位时程的影响

		动作电位时程 t（s）							
		0min	2min	4min	6min	8min	10min	12min	……
对照组	1组								
	2组								
	3组								
	4组								

续表

		动作电位时程 t（s）							
		0min	2min	4min	6min	8min	10min	12min	……
实验组	1组								
	2组								
	3组								
	4组								

3. 按式 3-1-1 计算各组蛙坐骨神经干动作电位传导速度。

$$V\,(\mathrm{m/s}) = d/t \qquad\qquad (3\text{-}1\text{-}1)$$

式中，d 为电极 R1 到 R2 的距离；t 为动作电位从 R1 传导到 R2 的时间，即为动作电位时程。

【结果统计】　汇总全实验室结果，所得数据以均数±标准差表示。所有数据均用 SPSS 13.0 统计学软件进行处理，组间差异比较采用 t 检验，$P<0.05$ 为差异有统计学意义。

【思考题】　高渗葡萄糖溶液对神经干动作电位有何影响？为什么？

实验 2　温度对肌肉收缩的影响

【实验目的】　观察不同温度对接受连续刺激的腓肠肌收缩能力的影响。

【实验原理】　肌肉局部温度变高使它对刺激的反应更快和更强，收缩期和舒张期都缩短，潜伏期也变短。降低肌肉温度则产生相反的效果，收缩减弱及所有的时相都延长。

【实验对象】　蛙坐骨神经腓肠肌标本。

【药品与器材】　林格液、BL-420N 系统、张力换能器、电刺激器、蛙手术器械、烧杯、酒精灯、温度计、粗棉线、纱布等。

【实验步骤】

1. 制备蛙坐骨神经腓肠肌标本 2 个。

2. 将制备好的标本与张力换能器及 BL-420N 系统面板 1 通道连接好，刺激电极连接刺激输出接口。调节好标本高度，使之垂直，处于拉直状态。

3. 接好电源，打开计算机，进入 BL-420N 系统主界面，在菜单栏选择"实验项目→神经肌肉→神经干动作电位或动作电位传导速度、不应期测定"实验模块。可适当调节增益和扫描速度直至出现较理想的波形，并调节好刺激器的灵敏度。

【观察项目与结果记录】

1. 用等于室温的林格液湿润标本，防止标本干燥，观察室温刺激下蛙腓肠肌标本的反应情况，描记肌肉收缩强度的曲线。

2. 停止刺激 30s 后，分别把肌肉浸泡于 10℃、15℃、20℃、25℃、30℃、35℃林格液的烧杯中，使肌肉温度有所改变，保持湿润，并分别用与项目 1 中相同电刺激刺激标本，观察肌肉收缩的变化，并分别描记收缩强度的曲线。

3. 比较 6 个不同温度下肌肉收缩持续时间及强度变化情况。

4. 避免连接错误或接触不良，注意地线的连接。

【思考题】　影响肌肉收缩的因素有哪些？

第二章 血液系统实验

实验 1 促凝血药及抗凝药的作用观察

【实验目的】

1. 掌握机体中凝血系统和血纤维蛋白溶解系统的作用原理。

2. 观察和了解促凝血药及抗凝药对血液凝固的作用。

【实验原理】 凝血系统与血纤维蛋白溶解系统是共同存在于血液中是维持血液在血管中的流动状态的重要机制。目前，常用的促凝血药包括维生素 K、酚磺乙胺、氨甲苯酸、氨甲环酸及氨基己酸等；常用的抗凝血药包括肝素、枸橼酸钠及华法林等。

【实验对象】 家兔。

【药品与器材】 10mg/ml 维生素 K_1 溶液、20%酚磺乙胺溶液、0.02%肝素溶液、4%枸橼酸钠溶液、生理盐水、载玻片、注射器（2ml）、注射针头、大头针、试管及试管架、哺乳动物手术器械、平皿等。

【实验步骤】

1. 取家兔 3 只，称重，分为甲、乙、丙兔，分别测定其正常凝血时间。通常有毛细管法和针挑血滴法两种测定凝血时间的方法。本实验采用针挑血滴法。按照耳缘静脉采血的操作程序，滴取血液一滴于洁净的载玻片上，血滴直径约 0.5cm，旋转在有湿润脱脂棉球的平皿上，以防止血液干燥（如空气相对湿度在 90%以上，可直接在室内进行），每隔半分钟用大头针尖横过血液向上挑一次，直至针尖能挑起纤维蛋白丝为止，记录从血液滴于载玻片至能挑起纤维蛋白丝的时间（凝血时间），连续做 3 次，取平均值。

2. 3 只家兔分别注射下列药物。①甲兔肌内注射 10mg/ml 维生素 K_1 溶液（1ml/只）；②乙兔静脉注射 20%酚磺乙胺溶液（0.1ml/kg）；③丙兔作为对照，静脉注射生理盐水（1ml/kg）。

3. 注射完毕后 10min，再次测定凝血时间，以后每 10min 一次，共做 3 次，比较各种药物的促凝血作用。

4. 以上实验完毕后，从丙兔心脏采血 10ml，于下列 3 个试管中各放入此血 1ml：①试管 1 内有 4%枸橼酸钠溶液 0.1ml；②试管 2 内有 0.02%肝素溶液 0.1ml；③试管 3 内有生理盐水 0.1ml。血液放入试管后，摇动片刻，然后置于试管架上，20min 左右观察各试管血液有无凝固现象。

【结果记录与分析】

1. 在表 3-2-1 中记录 3 只家兔的凝血时间。

表 3-2-1　3 只家兔的凝血时间

编号	药物	凝血时间（s）				
		给药前	给药后			
			10min	20min	30min	40min
甲	10mg/ml 维生素 K_1 注射液					
乙	20%酚磺乙胺注射液					
丙	生理盐水					

2. 在表 3-2-2 中记录 3 个试管血液凝固结果，并分析讨论。

表 3-2-2　3 个试管凝血结果

编号	药物	结果	讨论
1	0.1ml 4%枸橼酸钠溶液		
2	0.1ml 0.02%肝素溶液		
3	0.1ml 生理盐水		

注：以"+"表示血液凝固，"−"表示血液不凝固

【注意事项】　判断凝血的标准要力求一致。一般以倾斜试管达 45°时，试管内血液不见流动为血液凝固。

【思考题】

1. 联系课堂所学，讨论各种促凝血药、抗凝血药的作用特点？

2. 为什么正常人体内的血液不会凝固？

实验 2　肝素对小鼠的抗凝作用

【实验目的】　熟悉抗凝药的筛选方法；观察肝素的抗凝作用和硫酸鱼精蛋白的解救效果。

【实验原理】　肝素为硫酸化的糖胺聚糖，分子量为 3～30kDa，其中硫酸根约占40%，硫酸根呈强酸性，带大量负电荷。肝素能增强抗凝血酶（AT）与凝血酶等活化型凝血因子的亲和力，产生体内外抗凝作用，主要灭活凝血因子 II a 和 X a，也灭活IX a、XI a、XII a、激肽释放酶和纤溶酶等。硫酸鱼精蛋白呈碱性，带有大量正电荷，如果肝素过量造成出血，则可用硫酸鱼精蛋白中和解救。

【实验对象】　小鼠。

【药品与器材】　0.05%肝素溶液、生理盐水、1%硫酸鱼精蛋白溶液、注射器、大头针、电子秤、载玻片、注射针头等。

【实验步骤】

1. 取 12 只小鼠，称重，并分为 3 组，每组 4 只，分为甲、乙、丙组。

2. 甲、乙、丙 3 组分别腹腔注射生理盐水、0.05%肝素溶液、1%硫酸鱼精蛋白溶液，注射剂量均为 0.2ml/10g，10min 后测定 3 组凝血时间。凝血时间测定方法如下：

（1）小鼠眼球后静脉丛取血 2 滴。眼球后静脉丛取血法：左手拇指及中指抓住头

颈部皮肤,左手掌尽量将小鼠全身皮肤向左移,慢慢使小鼠右眼球突出,小鼠头向下充血。取长约 2cm 的毛细管从小鼠内眦间 45°进针,至有抵骨质的感觉,然后毛细管向外拔出 2~3mm 即可有血滴流出。

(2)采出的血滴分别置于洁净的载玻片(自来水清洗后用生理盐水润洗,晾干)上,计时(载玻片按组摆放见图 3-2-1)。

(3)以玻片法挑动血滴,即每隔 30s 用大头针(自来水清洗后用生理盐水润洗),经横贯血滴直径,自血滴内连续能挑起纤维蛋白丝为凝血时间终点,并计时。另一滴血作为最后挑起纤维蛋白丝的对照。

(4)正常小鼠血液的凝血时间为 0.5~2min,如果观察 10min 无凝血可计时为 10min。

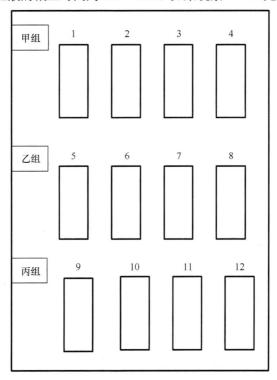

图 3-2-1 凝血时间测定

【结果记录】 在表 3-2-3 中记录各组小鼠血液凝固时间。

表 3-2-3 肝素对小鼠凝血时间的影响

组别	编号	体重(g)	药物剂量(ml)	凝血时间(s)
甲				
乙				

续表

组别	编号	体重（g）	药物剂量（ml）	凝血时间（s）
丙				

【结果统计】 汇总全实验室结果，所得数据以均数±标准差表示。所有数据均用 SPSS 13.0 统计学软件进行处理，组间差异比较采用 t 检验，$P<0.05$ 为差异有统计学意义。

【注意事项】 以玻片法挑动血滴时核对另一滴血作为对照十分重要。

【思考题】 肝素与香豆素类药物抗凝血作用特点有何不同？

第三章　神经系统实验

实验 1　压力感受器反射的调定点与窦神经发放神经冲动频率关系的实验研究

【实验目的】　探究压力感受器反射的调定点与窦神经发放神经冲动频率的关系。

【实验原理】

1. 压力感受器感受血压牵拉血管壁引起的牵张刺激，并产生持续的神经冲动，神经冲动的频率随牵张刺激的加强而增大。即在血管壁弹性不变的情况下，血压越高，对血管壁的牵张程度越大，压力感受器产生神经冲动的频率越大。

2. 根据压力感受器反射对动脉血压的调节，设定一定的调定点，作为调节动脉血压的参照水平，此调定点的数值也是短期内动脉血压的平均值。当压力感受器感受到的血压值高于或低于此调定点时，中枢即通过一系列措施产生降压或升压效应，使动脉血压尽量回归到此值。所以，短期内动脉血压会在调定点水平发生小幅度上下波动，但其平均值等于调定点。

3. 在动物实验中可将颈动脉窦区和循环系统其余部分隔离开来，但保留它通过窦神经与中枢的联系，在这样的制备中，人为地改变颈动脉窦区的灌注压，就可以引起体循环动脉压的变化，并可画出压力感受器反射功能曲线。

4. 四乙胺为 K^+ 阻滞剂，其可抑制动作电位复极化期间 K^+ 的外流，从而延长动作电位时程，减小动作电位发生的频率，用其处理窦神经，将使窦神经在同一动脉压刺激下产生的神经冲动频率减小。

【实验对象】　家兔。

【药品与器材】　25%氨基甲酸乙酯溶液、0.5%肝素溶液、60mmol/L 四乙胺溶液、生理盐水、三通管、BL-420N 系统、引导电极、兔台、注射器、哺乳动物手术器械、压力传感器、灌注实验装置等。

【实验步骤】

1. 降压神经放电通过引导电极连接 BL-420N 系统面板 1 通道，颈总动脉插管通过三通管与压力传感器相连，压力传感器连至 BL-420N 系统面板 2 通道。

2. 开启 BL-420N 系统，选择 1 通道记录窦神经放电，2 通道记录动脉血压，3 通道记录窦神经放电频率计数直方图式积分（设定参数：1 通道选择 1/128mV/cm，50Hz 滤波；2 通道选择 1mV/cm，平滑滤波；显速选择→500mm/s）。

3. 家兔称重，通过耳缘静脉缓慢注入 25%氨基甲酸乙酯溶液（4ml/kg）麻醉，将麻醉好的家兔仰卧位固定于兔台上。

4. 家兔颈部备皮，于喉下正中部位切开皮肤 6～9cm，用止血钳钝性分离皮下组织和肌肉，暴露气管及两侧颈总动脉，分离出两侧降压神经并剪断，于右侧颈动脉窦上下 1cm 处结扎，分离左侧窦神经并剪断，分离右侧颈动脉窦及其所连窦神经，保持其与中枢的联系。

5. 家兔左侧颈总动脉插管，连于三通管。右侧在两结扎线之间（尽量远离颈动脉窦）做插管，连于灌注实验装置。

6. 将颈动脉窦连于灌流装置，并用电极记录窦神经放电图。

7. 调节灌流实验装置中灌流瓶的高度，改变窦内压，观察动脉血压的变化及神经放电图，记录每次窦内压对应的放电频率与动脉血压（记为对照组），并绘出压力感受器反射功能曲线，求出其调定点（P_0）和调定点对应的灌流压的放电频率 X。

8. 将窦神经用适量 60mmol/L 四乙胺溶液处理，从而改变其放电频率，再重复上述步骤，仍然求出调定点及调定点对应的灌流压的放电频率 X，再比较两次的结果，并分析得出结论。

【观察项目】

1. 根据每个窦内压所对应的动脉血压，绘出压力感受器反射功能曲线（在该曲线中作一条 $y=x$ 的直线，其经过曲线上一点 S，此点横纵坐标相等，其对应的血压即为调定点（P_0）（图 3-3-1）。

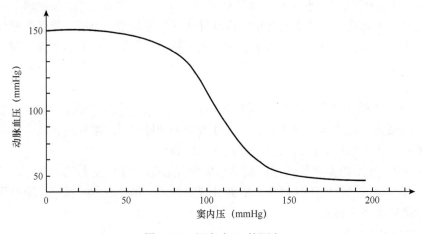

图 3-3-1　调定点 P_0 的测定

2. 观察每个窦内压所对应的放电频率。

【结果记录】　在表 3-3-1 中记录对照组及实验组每个窦内压所对应的放电频率。

表 3-3-1　窦内压所对应的放电频率

	对照组						实验组				
窦内压（mmHg）	P_1	P_2	P_3	……	P_{n-1}	P_n	P_1'	P_2'	P_3'	……	$P_{(n-1)}'$	P_n'
放电频率（%）	X_1	X_2	X_3	……	X_{n-1}	X_n	X_1'	X_2'	X_3'	……	$X_{(n-1)}'$	X_n'

注：P_0 为调定点，1mmHg = 0.133kPa

【思考题】　颈动脉窦和主动脉弓压力感受器对动脉血压的反射性调节机制如何？

实验 2　氯丙嗪对小鼠激怒反应的影响

【实验目的】　学习激怒反应的实验方法；观察氯丙嗪的安定作用。

【实验原理】　氯丙嗪可通过阻断动物中脑-边缘系统/皮质通路中的多巴胺 D_2 受体（D_2R），而发挥安定和镇静作用，使动物对外界刺激（如声、光、电刺激）反应性降低，反应时间延长。

【实验对象】　体重 30g 左右分笼饲养的雄性小鼠。

【药品与器材】　0.1%盐酸氯丙嗪溶液、生理盐水、天平、调压器、激怒刺激盒、注射器（1ml）等。

【实验步骤】

1. 小鼠筛选　每次取 2 只体重相近的小鼠放入激怒刺激盒内，接通电源，用电源开关控制刺激频率为 60 次/min，交流电压由小逐渐增大调至 35~50V，至小鼠出现激怒反应（小鼠竖立、两前肢离地对峙、互相撕咬）。在 60s 内有激怒反应则为合格实验小鼠。

2. 给药　经筛选合格的小鼠随机分为两组，称重，甲组腹腔注射 0.1%盐酸氯丙嗪溶液 0.2ml/10g；乙组腹腔注射生理盐水 0.2ml/10g。给药 20min 后将小鼠置于激怒刺激盒中，以给药前的电压刺激（原电压、原刺激频率），观察两组小鼠给药前后的反应差异。

【观察项目与结果记录】　观察并在表 3-3-2 中记录用药前后发生激怒反应时间及小鼠反应情况。

【结果统计】　汇总全实验室结果（激怒反应时间），所得数据以均数±标准差表示。所有数据均用 SPSS 13.0 统计学软件进行处理，组间差异比较采用 t 检验，$P<0.05$ 为差异有统计学意义。

【注意事项】

1. 尽量选用体重近似的一对雄性小鼠，体重 30g 左右为宜，小鼠应分笼饲养。

2. 用药前后的刺激电压与刺激频率一致。刺激电压过低，不引起激怒；过高会使小鼠逃避，激怒反应不典型。

3. 用药前，小鼠开始咬斗出现后，即停止电压刺激；用药后，观察小鼠咬斗反应的时间不宜过长，以 3min 为限。以免小鼠过度疲劳，影响实验结果。

4. 实验前用砂纸擦清导电铜丝，并随时清除导电铜丝上的大便，以免影响导电。

5. 小鼠激怒反应为小鼠竖立，两前肢离地对峙，互相撕咬。

表 3-3-2　用药前后小鼠发生激怒反应时间及小鼠反应情况

组别	药物	剂量（ml）	激怒反应时间（s）	小鼠反应情况
甲				
乙				

【思考题】　中枢神经系统中的四条主要的多巴胺能神经通路是什么？氯丙嗪对其有什么影响？

第四章 循环系统实验

实验 1 表没食子儿茶素没食子酸酯抗小鼠心肌缺氧作用的实验研究

【实验目的】 观察表没食子儿茶素没食子酸酯（EGCG）在不同缺氧状况下对小鼠缺氧性损伤的保护作用。

【实验原理】 EGCG 是从绿茶中提取的单体成分，大量动物实验和临床实践已证明 EGCG 具有多种药效作用，如抗氧化、抗肿瘤、抗衰老、抗心律失常、降血脂等。本实验运用小鼠制作多种缺氧模型，从整体水平上研究不同缺氧状况下 EGCG 对小鼠缺氧性损伤的保护作用。

【实验对象】 小鼠。

【药品与器材】 纯度 99%的表没食子儿茶素没食子酸酯（EGCG）溶液、生理盐水、0.1%盐酸异丙肾上腺素溶液、0.1%盐酸普萘洛尔溶液、5%亚硝酸钠溶液、广口瓶（300ml）、碱石灰、注射器（1ml、2ml、5ml）、天平等。

【实验步骤】

1. EGCG 在常压缺氧情况下对小鼠存活时间的影响 将 40 只小鼠，雌雄各半，随机分为 4 组，每组 10 只，采用腹腔注射给药。生理盐水组注射生理盐水 10g/kg，EGCG 低、中、高剂量组分别注射纯度 99%的 EGCG 溶液 10g/kg、25g/kg、35g/kg。30min 后将小鼠分别放入 300ml 广口瓶中密封（瓶内放碱石灰 15g)，记录小鼠存活时间（表 3-4-1)，以小鼠呼吸停止为指标。

2. EGCG 对特异性心肌缺氧小鼠存活时间的影响 将 60 只小鼠，雌雄对半，随机分为 6 组，每组 10 只，采用腹腔注射给药法。生理盐水组注射生理盐水 10g/kg；模型组注射生理盐水 10g/kg+0.1%盐酸异丙肾上腺素溶液 15mg/kg（30min 后皮下注射）；EGCG 低剂量组，注射纯度 99%的 EGCG 溶液 10g/kg+0.1%盐酸异丙肾上腺素溶液 15mg/kg（30min 后皮下注射）；EGCG 中剂量组注射纯度 99%的 EGCG 溶液 25g/kg+0.1%盐酸异丙肾上腺素溶液 15mg/kg（30min 后皮下注射）；EGCG 高剂量组注射纯度 99%的 EGCG 溶液 35g/kg+0.1 盐酸异丙肾上腺素溶液 15mg/kg（30min 后皮下注射）；普萘洛尔组注射 0.1%盐酸普萘洛尔溶液 0.03g/kg+0.1 盐酸异丙肾上腺素溶液 15mg/kg（30min 后皮下注射）。10min 后将小鼠分别放入 300ml 广口瓶中密封，记录小鼠存活时间（表 3-4-2)，以小鼠呼吸停止为指标。

3. ECGC 对亚硝酸钠中毒小鼠存活时间的影响 将 60 只小鼠，雌雄对半，随机分为 6 组，每组 10 只。采用腹腔注射给药。生理盐水组注射生理盐水 10g/kg；模型组注射生理盐水 10g/kg+5%亚硝酸钠溶液 0.2g/kg（60min 后给药）；EGCG 低剂量组注射纯度 99%的 EGCG 溶液 10g/kg+5%亚硝酸钠溶液 0.2g/kg（60min 后给药）；EGCG 中剂量组注射纯度 99%的 EGCG 溶液 25g/kg+5%亚硝酸钠溶液 0.2g/kg（60min 后给药）；

EGCG 高剂量组注射纯度 99% 的 EGCG 溶液 35g/kg+5% 亚硝酸钠溶液 0.2g/kg（60min 后给药）；普萘洛尔组注射 0.1% 盐酸普萘洛尔溶液 0.03g/kg +5% 亚硝酸钠溶液 0.2g/kg（60min 后给药）。10min 后将小鼠分别放入 300ml 广口瓶中密封，记录小鼠存活时间（表 3-4-3）。

【结果记录】

表 3-4-1 EGCG 对常压缺氧小鼠存活时间的影响

组别	各小鼠存活时间（s）										
	1	2	3	4	5	6	7	8	9	10	$\bar{x}\pm s$
生理盐水组											
EGCG 低剂量组											
EGCG 中剂量组											
EGCG 高剂量组											

表 3-4-2 EGCG 对特异性心肌缺氧小鼠存活时间的影响

组别	各小鼠存活时间（s）										
	1	2	3	4	5	6	7	8	9	10	$\bar{x}\pm s$
生理盐水组											
模型组											
EGCG 低剂量组											
EGCG 中剂量组											
EGCG 高剂量组											
普萘洛尔组											

表 3-4-3 EGCG 对亚硝酸钠中毒小鼠存活时间的影响

组别	各小鼠存活时间（s）										
	1	2	3	4	5	6	7	8	9	10	$\bar{x}\pm s$
生理盐水组											
模型组											
EGCG 低剂量组											
EGCG 中剂量组											
EGCG 高剂量组											
普萘洛尔组											

【结果统计】 汇总全实验室结果，所得数据以均数±标准差表示。所有数据均用 SPSS 13.0 统计学软件进行处理，组间差异比较采用 t 检验，$P<0.05$ 为差异有统计学意义。

【注意事项】 所有广口瓶必须等容量，并配有瓶塞，瓶塞必须涂凡士林，以便密封。

【思考题】

1. EGCG 对心肌缺氧耐力的影响及其可能的机制是什么？

2. 普萘洛尔与异丙肾上腺素对心肌缺氧耐力的影响及其机制是什么？

实验 2　芹菜素对血压影响的实验研究

【实验目的】　观察芹菜素对家兔血压的影响，以研究芹菜素降血压的作用机制。

【实验原理】　高血压是一种以动脉血压升高为特征，可伴有心、血管、脑和肾等器官功能性或器质性改变的全身性疾病。芹菜中含有芹菜素，有一定的降压功能。近年来有较多学者研究其降压的药理作用。

【实验对象】　家兔。

【药品与器材】　芹菜素溶液（纯度为 99%），25%氨基甲酸乙酯溶液，0.01%硫酸阿托品溶液，0.3%肝素溶液，0.01%酒石酸去甲肾上腺素溶液，BL-420N 系统，压力传感器，动脉插管，动脉夹，哺乳动物手术器械，丝线，兔台，注射针头，注射器（1ml、10ml、25ml）等。

【实验步骤】

1. 取 12 只家兔，称重，随机分为甲、乙、丙、丁四组，每组各 3 只，分别记录处理前家兔心率及血压。

2. 行气管、颈总动脉插管及记录家兔血压。

（1）取家兔称重后，由耳缘静脉缓慢注射 25%氨基甲酸乙酯溶液（4ml/kg）进行麻醉。

（2）将家兔仰卧位固定于兔台上，剪去颈部正中被毛，以备颈部手术切口。

（3）分别行气管分离术，颈总动脉分离术（分离左侧颈总动脉），气管插管术（插管、固定），颈总动脉插管术（左侧颈总动脉插管并记录血压变化）。

3. 甲组为对照组，记录家兔正常血压及心率。乙组静脉注射芹菜素溶液 10mg/kg。丙组静脉注射芹菜素溶液 10mg/kg，5～10min 后静脉注射 0.01%酒石酸去甲肾上腺素溶液 0.1～0.2ml。丁组静脉注射 0.01%硫酸阿托品溶液 0.1ml/kg，5～10min 后立即静脉注射芹菜素溶液 10mg/kg。

【观察项目】　各组家兔处理前后心率及血压变化。

【结果记录】　家兔的动脉血压将会显示在计算机上，每次给药都截取一段平稳的图，并标明用的药物。记录每段家兔的血压。在表 3-4-4 中记录各组实验结果。

表 3-4-4　芹菜素对家兔心率及动脉血压的影响

组别	编号	处理前		处理后	
		心率（次/min）	血压（mmHg）	心率（次/min）	血压（mmHg）
甲					
乙					
丙					
丁					

注：1mmHg = 0.133kPa

【结果统计】　汇总全实验室结果，所得数据以均数±标准差表示。所有数据均用 SPSS 13.0 统计学软件进行处理，组间差异比较采用 t 检验，$P < 0.05$ 为差异有统计学意义。

【思考题】 抗高血压药是如何分类的？

实验3 观察普萘洛尔对肾上腺素所致大鼠心动过速的治疗作用

【实验目的】

1. 观察大剂量肾上腺素致室性快速型心律失常的作用。

2. 观察普萘洛尔的抗快速型心律失常作用。

3. 观察阿托品的抗缓慢型心律失常作用。

【实验原理】 普萘洛尔为 β 受体阻滞剂，对心脏具有抑制作用（负性肌力、负性频率及负性传导作用）。当交感张力增高时，普萘洛尔对心脏的抑制作用较明显。本实验用大剂量肾上腺素快速静脉注射，造成室性快速型心律失常模型。肾上腺素所致心律失常可在数分钟后自行消失，因此同一动物可反复多次进行心律失常实验，并可进行自身对照。

【实验动物】 家兔。

【药品与器材】 25%氨基甲酸乙酯溶液，0.02%肾上腺素溶液，0.2%普萘洛尔溶液，0.05%阿托品溶液，BL-420N 系统，兔台，心电图导联线，玻璃分针，手术线，动脉夹，注射器（1ml、5ml），针头等。

【实验步骤】

1. 家兔称重后，由耳缘静脉缓慢注射 25%氨基甲酸乙酯溶液（4ml/kg）进行麻醉。

2. 将家兔仰卧位固定于兔台上，剪去颈部被毛，以备颈部手术切口。

3. 描记正常心电图。取针头 3 枚，分别插入家兔右前肢、右后肢、左后肢踝部皮下，将心电导联线按右前肢（白）、右后肢（黑）、左后肢（红）的顺序接于针头上，再将导线（电极）另一端连接 BL-420N 系统面板 1 通道。以 Ⅱ 导联描记一段正常心电图（ECG）。

4. 给药并标记记录家兔心率及心律的变化。

（1）快速注射 0.02%肾上腺素溶液 0.5ml/kg（3s），观察并记录给药后心率及心律有何变化。待 ECG 恢复正常，即肾上腺素作用完全消失（约 10min）再进行下一项。

（2）缓慢注射 0.2%普萘洛尔溶液 0.5ml/kg，约 2min 注射完毕。观察并记录给药后5min ECG 有何变化。

（3）重复（1），观察并记录给药后 ECG 有何变化。待出现明显心动过缓时，立即进行下一项。

（4）立即注射 0.05%阿托品溶液 1.6ml/kg（阿托品应提前备好），观察并记录给药后 1～2min ECG 有何变化。待 ECG 基本恢复正常后，进行下一项。

（5）重复（2），观察并记录给药后 3min ECG 有何变化。

（6）重复（1），观察并记录给药后 5min ECG 有何变化。

【结果记录】 在表 3-4-5 中记录家兔用药后 ECG 的变化。

表 3-4-5 普萘洛尔抗肾上腺素引起心律失常的作用

药物	肾上腺素 （第1次）	普萘洛尔 （第1次）	肾上腺素 （第2次）	阿托品	普萘洛尔 （第2次）	肾上腺素 （第3次）
心率（次/min）						
心律						

【结果统计】 汇总全实验室结果，所得数据以均数±标准差表示。所有数据均用 SPSS 13.0 统计学软件进行处理，组间差异比较采用 t 检验，$P<0.05$ 为差异有统计学意义。

【注意事项】

1. 肾上腺素诱发的心律失常持续时间较短（2～3min），要及时观察和记录。

2. 实验时按制定剂量注射普萘洛尔，若心率减慢不明显可再追加半量。

【思考题】 普萘洛尔对哪种心律失常疗效最佳？为什么？

实验4 被动吸烟对家兔心脏和血压的影响

【实验目的】 通过观察被动吸烟对家兔心脏和血压的影响，探讨被动吸烟的危害。

【实验原理】 香烟烟雾中的尼古丁及 CO 可分别通过刺激心脏的交感神经和麻痹副交感神经，增加心率，同时影响血液中氧与血红蛋白的结合及血脂成分，造成心功能下降及心血管功能受损。

【实验对象】 家兔。

【药品与器材】 25%氨基甲酸乙酯溶液、生理盐水、0.5%肝素溶液、香烟（若干）、婴儿秤、兔台、注射器（20ml）、针头、哺乳动物手术器械、引导电极、BL-420N 系统、压力传感器、三通管、心电图机、动脉夹、玻璃分针、动脉插管、特制动式染毒柜等。

【实验步骤】

1. 分组 家兔 15 只分 3 组（对照组、低剂量吸烟组、高剂量吸烟组），每组 5 只。

2. 被动吸烟实验 将家兔置于特制动式染毒柜内，实施被动吸烟实验。低剂量吸烟组家兔被动吸烟量 10 支/天，吸 10 天；高剂量吸烟组家兔被动吸烟量 20 支/天，吸 10 天。

3. 描记心电曲线

（1）麻醉：取家兔称重后，由耳缘静脉缓慢注射 25%氨基甲酸乙酯溶液（4ml/kg）进行麻醉。

（2）固定：将家兔仰卧位固定于兔台上，剪去颈部被毛，以备颈部手术切口。

（3）取针头 3 枚，分别插入家兔右前肢、左前肢和右后肢踝部皮下，将心电导联线按右前肢（白）、左前肢（黑）、右后肢（红）的顺序接于针头上，再将导线（电极）另一端连接 BL-420N 系统面板 1 通道。

（4）以 Ⅱ 导联描记一段正常心电图。记录 P—P 间期、R—R 间期、Q—T 间期以及 P 波、QRS 波、T 波的波宽和振幅。

4. 分别行气管分离术，颈总动脉分离术（左侧颈总动脉），气管插管术（气管插管、固定），颈总动脉插管术（左侧颈总动脉插管并记录血压变化）。

【观察项目】

1. 描记家兔心电变化曲线 分别描记被动吸烟实验前后家兔的心电图。

2. 测定家兔心率及血压 分别测定被动吸烟实验前后家兔的心率及血压。

【结果记录】 在表 3-4-6 中记录各组家兔用药后心率及血压的变化。

表 3-4-6　被动吸烟对家兔心率及血压的影响

组别	心率（次/min）	血压（mmHg）
对照组		
低剂量吸烟组		
高剂量吸烟组		

注：1mmHg = 0.133kPa

【结果统计】　汇总全实验室结果，所得数据以均数±标准差表示。所有数据均用 SPSS 13.0 统计学软件进行处理，组间差异比较采用 t 检验，$P<0.05$ 为差异有统计学意义。

【思考题】　被动吸烟后机体心脏及血压改变的主要机制是什么？

实验 5　强心苷的强心作用和毒性作用的观察

【实验目的】

1. 观察强心苷对在体牛蛙心肌收缩力和心电图的影响。

2. 深刻理解强心苷的药理、毒理作用及其解救。

【实验原理】　强心苷能选择性地作用于心肌，加强心肌收缩力，并能减慢窦性频率。强心苷是一类治疗指数较低的药物，治疗量已接近中毒量的 60%，故较易发生过量中毒。

【实验对象】　牛蛙。

【药品与器材】　20%氨基甲酸乙酯溶液，3%戊巴比妥钠溶液，1%苯妥英钠溶液，毒毛花苷 K 注射液，林格液，蛙板，蛙腿钉，蛙心夹，手术剪，眼科镊，眼科剪，注射器（1ml、5ml），针头，丝线，铁架台，双凹夹，BL-420N 系统，张力换能器等。

【实验步骤】

1. 手术与装置连接　取牛蛙 1 只（体重 100g 左右），称重，以 20%氨基甲酸乙酯溶液（0.01ml/g）皮下淋巴囊注射以麻醉牛蛙。牛蛙麻醉后，仰卧位固定于蛙板上，剪开胸部皮肤和胸软骨，充分暴露心脏，用眼科镊提起心包膜并剪开，用蛙心夹夹住心尖与张力换能器连接，并与 BL-420N 系统面板 1 通道相连，描记蛙心收缩曲线。

2. 电极连接　在牛蛙左右下肢、右上肢末端皮下插入针头，按Ⅱ导联心电图连接：牛蛙的右上肢连接负极，左下肢连接正极，右下肢连接地线。将电极连接到 BL-420N 系统面板 2 通道，记录牛蛙的心电图。

【观察项目及结果记录】

1. 用 BL-420N 系统同步描记牛蛙正常心脏收缩曲线和心电图。

2. 待基线平稳后，用 3%戊巴比妥钠溶液 0.2ml 直接于牛蛙心室内注射，即可观察到其心肌收缩幅度明显减小，立即向牛蛙淋巴囊内注射毒毛花苷 K 注射液 0.25mg，观察并记录蛙心收缩曲线和心电图的变化。

3. 待牛蛙心肌收缩幅度明显增大后，继续注射毒毛花苷 K 注射液 0.25mg，观察上述指标的变化。直至牛蛙出现心律失常后，注射 1%苯妥英钠溶液 1ml/100g，继续观察记录蛙心收缩曲线和心电图的变化。

【注意事项】

1. 应夹住牛蛙心尖使其与张力换能器连接心尖与张力换能器连接的线应拉紧，以保持良好的记录。

2. 实验过程中，实验者每隔数分钟滴林格液于牛蛙心脏表面，以保持其心脏湿润。

【思考题】

1. 注射毒毛花苷K后，你所观察到的牛蛙心肌收缩幅度和心电图有何变化？为什么？

2. 本实验结果说明什么问题？对临床用药有何指导意义？

实验6 高浓度乙醇对失血性休克代偿作用的影响

【实验目的】 观察高浓度乙醇对失血性休克代偿的作用。

【实验原理】 乙醇能通过抑制多种中枢系统神经递质（多巴胺、5-羟色胺、γ-氨基丁酸及谷氨酸）的运输、转运及合成等过程的改变，而抑制机体在失血性休克时的一系列代偿反应（如压力感受器反射，肾上腺素、去甲肾上腺素等血管活性物质释放及自身体液调节等），并进一步加重、加快弥散性血管内凝血的程度。本实验通过复制家兔的失血性休克模型以研究乙醇对这一系列代偿反应的影响。

【实验对象】 家兔。

【药品与器材】 25%氨基甲酸乙酯溶液，0.5%肝素溶液，40%乙醇溶液，生理盐水，BL-420N系统，哺乳动物手术器械，兔台，血压描记装置，输液装置，手术灯，接线板，气管插管，动脉套管，静脉插管，三通管，温度计，注射器（5ml、10ml、50ml）等。

【实验步骤】

1. 手术

（1）麻醉：取家兔2只（甲、乙），称重后，由耳缘静脉缓慢注射25%氨基甲酸乙酯溶液进行麻醉（4ml/kg）。

（2）固定：将家兔仰卧位固定于兔台上，剪去颈部正中被毛，以备颈部手术切口。

（3）分别行气管分离术，颈总动脉分离术（分离左侧颈总动脉），颈外静脉分离术（分离右侧颈外静脉），气管插管术（气管插管、固定），颈总动脉插管术（左侧颈总动脉插管，以备放血及记录血压变化），颈外静脉插管术（右侧颈外静脉插管，以备输液及给药），自尿道（或输尿管）插入导尿管，接引流尿液。肛门插入温度计测肛温。

2. 给药 甲兔静脉注射40%乙醇溶液，持续20min，注射速度10滴/min，随后换生理盐水注射。乙兔静脉注射等量生理盐水。

3. 复制失血性休克模型

（1）少量放血：开放家兔左侧颈动脉插管使放血量达全血的1/10后，夹闭颈动脉动脉夹（全血量按体重的8%或70ml/kg计算）。

（2）大量放血：少量放血10min，使家兔血压稳定在低水平后，再开放颈动脉动脉夹，放血量为体重的1/5～1/4，放血时间3～5min（切勿过快），使血压（平均动脉压）稳定30～40mmHg（1mmHg = 0.133kPa），如果停止放血，血压回升，可再放血；若血压过低，则立即将放出的血回输若干（经右侧颈外静脉插管回输血）。

【观察项目、结果记录与比较】

1. 于放血前及成功复制失血性休克模型后观察和记录各观察指标，并记入表3-4-7。

2. 比较注射生理盐水及高浓度乙醇溶液对家兔失血性休克前后各项指标变化的差异。

表 3-4-7　注射高浓度乙醇对家兔失血性休克代偿作用的影响

家兔			呼吸 （次/min）	血压 （mmHg）	心率 （次/min）	肛温 （℃）	尿量 （滴/min）	皮肤黏 膜颜色
甲兔：注射高浓度乙醇	少量放血	前						
		后						
	大量放血	前						
		后						
	回输血	前						
		后						
乙兔：注射生理盐水	少量放血	前						
		后						
	大量放血	前						
		后						
	回输血	前						
		后						

【注意事项】

1. 实验小组内应分工明确，各尽其责，密切配合，以保证手术顺利进行。

2. 手术时，动作要敏捷、轻柔，应尽量减少家兔创伤和出血。

3. 动脉套管、放血用的塑料管内，应事先加一定量的肝素溶液，在颈总动脉处放血后，应给放血管道内注入肝素，以防凝血。

【思考题】

1. 在失血性休克发展过程中，家兔血压、心率、呼吸、尿量、体温等有怎样的变化？其原因及机制是什么？

2. 高浓度乙醇对中枢系统神经递质及中枢系统功能有哪些影响？

实验 7　氨茶碱治疗充血性心力衰竭的实验研究

【实验目的】

1. 观察比较氨茶碱与地高辛对充血性心力衰竭的疗效，分析其作用机制。

2. 学习复制充血性心力衰竭模型的方法。

【实验原理】　心力衰竭是各种心脏疾病导致心功能不全的一种综合征，是高血压、心肌病、冠心病、心脏瓣膜病等多种心血管疾病发展的终末阶段，常同时伴有体循环缺血和肺循环淤血的心力衰竭，加强心肌收缩力、减轻心肌前后负荷是治疗心力衰竭的基本原则。氨茶碱具有强心、利尿及扩血管的作用，是临床上治疗充血性心力衰竭的常用药物。

【实验对象】　家兔。

【药品与器材】　25%氨基甲酸乙酯溶液，地高辛，青霉素，庆大霉素，生理盐水，氨茶碱，BL-420N 系统，哺乳动物手术器械，兔台，注射器（5ml、10ml），丝线，止血钳，手术剪，眼科镊，扩胸器，纱布，动脉插管，动脉夹，张力换能器，小动物呼吸机，心电监护仪。

【实验步骤】

1. 复制心力衰竭模型 行左冠状动脉主干结扎术，复制心力衰竭模型。

（1）取家兔 30 只，体重 2.0kg 左右，雌、雄各半，家兔称重后，由耳缘静脉缓慢注射 25%氨基甲酸乙酯溶液（4ml/kg）进行麻醉。

（2）将家兔仰卧位固定于兔台上，剪去胸部正中被毛，以备胸部手术切口。

（3）剪开家兔胸部左侧皮肤，依次钝性分离皮下组织及肌肉至肋骨，尽量减少出血。

（4）用两把止血钳夹住家兔第 3、4 肋骨，用手术剪剪断肋骨（注意止血），用扩胸器撑开胸腔，可见家兔跳动的心脏。用眼科镊轻轻提起心包，用手术剪剪开心包，清晰可见与冠脉前降支伴行的静脉。

（5）用小圆针穿 3 个"0"丝线结扎冠脉前降支及其伴行的静脉。

（6）松开扩胸器，依次缝合家兔肌肉、皮肤，用无菌纱布包扎切口，轻轻将家兔放回笼内。术后每天肌内注射青霉素（400 000U）及庆大霉素（80 000U），连续 4 天。

2. 判断心力衰竭模型构建成功与否 术后对家兔左冠状动脉结扎，进行血流动力学检测。以家兔左心室舒张末压＜75mmHg（1mmHg = 0.133kPa）为心力衰竭模型复制成功标准。

3. 分组 实验分成对照组、氨茶碱组及地高辛组（每组各 10 只）。对照组为同期开胸假手术，仅将丝线绕过左冠状动脉主干，不进行结扎；氨茶碱组及地高辛组为血流动力学检测判定为心力衰竭模型复制成功的家兔（氨茶碱组及地高辛组分别注射氨茶碱38.2mg/d 及地高辛 0.08mg/d，对照组注射等量生理盐水）。

4. 分别记录三组家兔的心率、血压及和呼吸 用 BL-420N 系统分别检测并记录 3组家兔的心率、血压、呼吸。

【观察指标与结果记录】

1. 在表 3-4-8 中分别记录各组家兔用药前后呼吸的变化，用 BL-420N 系统描记各组家兔用药前后的呼吸曲线并比较用药前后深度有何变化（注意：不要仅仅看到呼吸的增快或减慢、呼吸深度的加深或变浅，还要特别关注呼吸增快或减慢后、呼吸深度加深或变浅后是否保持呼吸平稳，抑或是呼吸忽快忽慢、忽深忽浅，波动较大）。

2. 观察心率及血压（包括收缩压和舒张压）的变化。

3. 统计分析各组家兔的存活率、恢复率及不良反应发生率。

表 3-4-8 家兔呼吸频率、心率及血压的变化

组别	呼吸（次/min）		心率（次/min）		血压（mmHg）	
	注射前	注射后	注射前	注射后	注射前	注射后
对照组						
氨茶碱组						
地高辛组						

【结果统计】 汇总全实验室结果，所得数据以均数±标准差表示。所有数据均用SPSS 13.0 统计学软件进行处理，组间差异比较采用 t 检验。多组间均数比较采用单因素

方差分析。两组间率的比较用 χ^2 检验。$P<0.05$ 为差异有统计学意义。

【注意事项】

1. 严格遵守单一因素原则，即除给的药不同外，其他因素均完全相同。

2. 每一次处理前均要有"洗脱期"，即要有一段恢复期的曲线作为对照。

3. 结扎手术中应注意：①因肋间动脉走行于肋骨下，剪断肋骨时应防止大出血。②开胸后勿弄破胸膜，以免引起气胸，造成家兔死亡。③结扎冠脉前降支时，进针速度应快，深度应够。

【思考题】 氨茶碱与地高辛治疗心力衰竭作用机制有何异同？

第五章 呼吸系统实验

实验 1 家兔实验性肺水肿及呋塞米的疗效

【实验目的】

1. 观察肺水肿的表现，探讨其发病机制。

2. 研究利尿药对肺水肿的治疗效果及药效。

3. 学习复制家兔实验性肺水肿模型的方法。

【实验原理】 静脉滴注肾上腺素能使血液由体循环急速转移至肺循环，导致肺毛细血管流体静压突然升高而发生急性肺水肿。利尿药（呋塞米）属于利尿药中的袢利尿药，静脉注射呋塞米是治疗急性肺水肿迅速、有效的治疗手段之一。同时促进排尿，使血液浓缩，血浆渗透压增高，也有利于消除脑水肿，对脑水肿合并有心力衰竭者尤为适用。

【实验对象】 家兔。

【药品与器材】 25%氨基甲酸乙酯溶液，生理盐水，0.1%肾上腺素溶液，1%呋塞米溶液，0.7%肝素溶液，婴儿秤，兔台，注射器（1ml、2ml），注射针头，哺乳动物手术器械，气管插管，静脉导管和静脉输液装置、BL-420N系统，压力传感器，张力换能器，血气分析仪，缝皮针，天平，听诊器，丝线，纱布，烧杯等。

【实验步骤】

1. 取健康成年家兔 12 只，并称重，分 3 组（对照组、实验组和治疗组），每组 4 只。用 25%氨基甲酸乙酯溶液（4ml/kg），经家兔耳缘静脉缓慢注射，进行全身麻醉后将家兔仰卧位固定于兔台。

2. 分别行气管分离术，颈总动脉分离术（分离左侧颈总动脉），颈外静脉分离术（分离右侧颈外静脉），气管插管术（气管插管、固定），颈总动脉插管术（左侧颈总动脉插管并记录血压变化），颈外静脉插管术（右侧颈外静脉备用于输液及给药）。

【观察项目】

1. 正常指标观察

（1）观察家兔的皮肤黏膜颜色，并记录家兔血压、心率、呼吸等指标。听诊家兔肺部呼吸音。

（2）用 1ml 肝素化注射器从家兔耳朵动脉抽血 0.5ml，立即将注射针头插入橡皮塞中以防空气进入。经血气分析仪测定血液的 pH、$PaCO_2$、PaO_2、K^+、Na^+、Cl^- 等，作为实验前对照。

2. 实验组

（1）静脉输入 37℃生理盐水 80ml/kg，速度为 180～200 滴/min。当生理盐水即将输完时，从家兔耳缘静脉缓慢推入 0.1%肾上腺素溶液 1ml/kg，然后继续以 10～15 滴/min 的速度输入生理盐水维持静脉输液通道。

（2）输液过程密切观察家兔变化，当家兔出现①明显呼吸急促、困难；②两肺湿啰音；③气管插管口有粉红色泡沫液体溢出等肺水肿表现时，再次采血 0.5ml 做血气分析，并与实验前的指标进行对比。

（3）如果上述情况变化不明显可重复使用肾上腺素，用法及剂量同上，直至出现明显的肺水肿表现，并迅速从耳朵动脉抽血 0.5ml，测定血气指标的变化。

3. 对照组　前期处理方式同实验组家兔（称重，麻醉，固定，气管插管，记录血压、心率、呼吸，采动脉血行血气分析）。实验性给药阶段仅注射生理盐水，不给肾上腺素，所有液体输完后，再次取动脉血分析血气变化。

4. 治疗组　前期处理方式同实验组家兔，在实验性给药阶段注射完肾上腺素后，在家兔耳缘静脉静脉注射 1%呋塞米溶液（5mg/kg）。

5. 肺系数计算　肺系数（g/kg）=肺湿量（g）/家兔体重（kg）。

三组家兔实验性给药（肾上腺素）及治疗性给药（呋塞米）后采血进行血气分析，然后夹闭气管处死家兔，开胸取肺，称重，计算肺系数（正常家兔肺系数为 4～5g/kg）。

6. 观察比较三组家兔肺大体形态变化　切开肺，注意切面的变化，是否有粉红色泡沫液体溢出（注意其量、性质、颜色），还可在显微镜下对比观察家兔肺水肿后的肺和正常肺的组织切片。

【结果记录】　在表 3-5-1 中记录家兔急性肺水肿时心率、血压及血气等各项指标变化。

表 3-5-1　家兔急性肺水肿时心率、血压及血气等各项指标变化

指标	对照组 （注射生理盐水）		实验组 （注射肾上腺素）		治疗组 （注射肾上腺素 + 呋塞米）	
	前	后	前	后	前	后
心率（次/min）						
血压（mmHg）						
呼吸（次/min）						
肺系数						
皮肤黏膜颜色						
肺呼吸音						
肺大体形态变化						
pH						
$PaCO_2$						
PaO_2						
K^+						
Na^+						
Cl^-						

注：1mmHg = 0.133kPa

【结果统计】　汇总全实验室结果，所得数据以均数±标准差表示。所有数据均用 SPSS 13.0 统计学软件进行处理，组间差异比较采用 t 检验。多组间均数比较采用单因素方差分析。两组间率的比较用 χ^2 检验。$P<0.05$ 为差异有统计学意义。

【注意事项】

1. 熟悉实验家兔重要脏器重量值（附表4）。

2. 忌用实验前已有明显肺部异常征象（啰音、喘息、气促等）的家兔，否则影响实验结果的可靠性。

3. 剖取家兔肺脏时，操作要小心，防止肺表面损伤引起水肿液外流，影响肺系数的准确性。

4. 在第1次使用肾上腺素后肺水肿征象不明显者，可重复使用，两次给药间隔10～15min，不宜过频。

5. 应控制输生理盐水速度，不要太快，以180～200滴/min为宜。

【思考题】

1. 肾上腺素为什么可引起肺水肿？其发生机制是什么？

2. 本实验可出现哪种类型的酸碱平衡紊乱？其发生机制是什么？

3. 本实验可出现哪种类型的缺氧？其发生机制是什么？

实验2　呼吸衰竭的实验研究

【实验目的】

1. 复制两种不同类型的呼吸衰竭模型。

2. 观察不同类型呼吸衰竭时血气和呼吸的变化，分析其发生机制。

3. 观察缺氧和不同 CO_2 浓度对呼吸运动的影响。

4. 学习动脉取血和血气测定方法。

【实验原理】　静脉注射油酸可引起肺泡毛细血管膜损伤，可用于复制 I 型呼吸衰竭模型。窒息可造成 II 型呼吸衰竭。不同程度缺氧和二氧化碳潴留可影响机体呼吸功能。

【实验对象】　家兔。

【药品与器材】　1%肝素溶液，生理盐水，油酸，含3%、6%和40%的 O_2 气体，含3%和6%的 CO_2 气体，注射器（1ml、2ml、5ml），气管插管，动脉插管，阻抗仪，呼吸描记装置（阻抗仪），小动物呼吸机等。

【实验步骤】

1. 取家兔1只，称重后，由其耳缘静脉缓慢注射25%氨基甲酸乙酯溶液（4ml/kg）进行全身麻醉。

2. 将家兔仰卧位固定于兔台上，剪去颈部正中被毛，以备颈部手术切口。

3. 分别行气管分离术；颈总动脉分离术（分离其左侧颈总动脉）；颈外静脉分离术（分离其右侧颈外静脉）；气管插管术（行气管插管、固定）；颈总动脉插管术（左侧颈总动脉插管，以备取血并记录血压变化）；颈外静脉插管术（右侧颈外静脉插管，以备输液及给药）。

4. 家兔休息15min后测定各项指标。

5. 用注射器抽出其动脉插管内的死腔液，然后用经肝素化处理的注射器取血。

6. 在家兔胸部第4～6肋间呼吸最明显处皮下插入2只发射（红）和2只接收（黑）电极（发射电极在胸部内侧，接收电极在外侧），连阻抗仪描记呼吸。

【观察项目及指标】

1. 观察窒息引起Ⅱ型呼吸衰竭时血气和呼吸的变化

（1）夹闭气管插管 25s，立即取动脉血 0.5ml 行血气分析，并观察呼吸的变化，至 30s 时松开夹闭的气管插管。

（2）待家兔呼吸恢复正常后记录各血气和呼吸指标，准备做观察项目 2。

2. 观察 O_2 和不同 CO_2 浓度对呼吸运动的调节作用

（1）用窒息恢复后的家兔，气管插管连接气袋，吸入含 6% O_2 的气体 2～5min，记录指标，然后恢复正常通气 30min。

（2）家兔吸入含 3% O_2 的气体 2～5min，记录血气和呼吸指标，正常通气 30min。

（3）家兔吸入含 3% CO_2 的气体 2～5min，记录血气和呼吸指标，正常通气 30min。

（4）家兔吸入含 6% CO_2 的气体 2～5min，记录血气和呼吸指标，正常通气 30min。

3. 观察油酸引起Ⅰ型呼吸衰竭时血气和呼吸的变化

（1）由家兔颈外静脉缓慢注入油酸（10～15μl/100g），于注射后 30min、60min 记录各指标。

（2）家兔出现明显呼吸变化后，给家兔吸 40% O_2，记录各指标。

【结果记录】　在表 3-5-2 中记录呼吸功能不全时家兔各项观察指标的变化。

表 3-5-2　呼吸功能不全时家兔血气及呼吸运动的变化

项目		血气分析			呼吸运动	
		pH	$PaCO_2$	PaO_2	频率（次/min）	幅度
窒息	窒息前					
	窒息后					
	窒息恢复后					
吸入不同浓度 O_2	6% O_2					
	正常通气 30min					
	3% O_2					
	正常通气 30min					
吸入不同浓度 CO_2	3% CO_2					
	正常通气 30min					
	6% CO_2					
	正常通气 30min					
静脉注射油酸	注射前					
	注射后 30min					
	注射后 60min					
	40% O_2					

【注意事项】　取家兔血切忌与空气接触，如针管内有小气泡要及时排除。

【思考题】

1. 窒息和油酸所引起的呼吸衰竭有什么不同？为什么？

2. 吸入不同浓度 CO_2 与 O_2 对呼吸的影响有什么不同？为什么？

3. Ⅰ型和Ⅱ型呼吸衰竭时氧疗有何不同？为什么？

实验3 年龄因素对缺氧耐受力的影响

【实验目的】

1. 学习复制动物缺氧病理模型的方法。

2. 观察年龄对缺氧耐受力的影响。

【实验原理】 不同的缺氧条件均可造成动物的缺氧状态，并表现出相应的功能代谢改变。不同年龄动物对缺氧耐受力也不尽相同。

【实验对象】 健康成年小鼠和新生幼鼠。

【药品与器材】 碱石灰、天平、密封广口瓶（密封）、吸管、测耗 O_2 装置（图2-2-1）等。

【实验步骤】

1. 取新生幼鼠及健康成年小鼠各1只，并称重。

2. 将新生幼鼠及健康成年小鼠分别放入两个测耗 O_2 装置。

3. 先观察两鼠活动度、呼吸、口唇及皮肤黏膜颜色等一般状况，后将密封广口瓶瓶盖盖紧，立即开动秒表，记录两鼠在测耗 O_2 装置中呼吸停止时间，比较两鼠存活时间、耗氧量（A）及耗氧率（R）。

$$R[ml/(g \cdot min)] = A(ml) \div 体重(g) \div 存活时间(min)$$

【结果记录】 在表3-5-3中记录小鼠放入测耗 O_2 装置前后活动度、呼吸、口唇皮肤黏膜颜色等的变化情况。

表3-5-3 不同年龄小鼠缺氧前后活动度、呼吸、黏膜颜色等的变化

鼠号	体重（g）	呼吸（次/10s）		口唇、皮肤黏膜颜色		活动度	存活时间（min）	耗氧量（ml）	耗氧率 [ml/（g·min）]
		前	后	前	后				
成年小鼠									
新生幼鼠									

【结果统计】 汇总全实验室结果，所得数据以均数±标准差表示。所有数据均用SPSS 13.0统计学软件进行处理，组间差异比较采用 t 检验。$P < 0.05$ 为差异有统计学意义。

【注意事项】

1. 所用广口瓶须能密闭不漏气。

2. 记录时间要准确，以便进行实验结果分析。

【思考题】 不同年龄动物对缺氧耐受性有何不同？分析其原因。

实验4 影响动脉血压和呼吸运动的综合因素

【实验目的】 本实验通过学习动脉血压和呼吸运动联合记录的方法，观察神经-体液因素对血压和呼吸运动的调节，并探讨其机制。

【实验原理】 反射是呼吸运动和血压调节过程中的主要形式，神经-体液因素对机

体正常血压的维持、体内氧气的保证，以及血压、呼吸随代谢需要和环境变化发生的适应性变化中起重要调节作用。本实验通过刺激神经、注射化学物质和其他物理方式对麻醉的家兔进行刺激，观察动脉血压和呼吸运动的调节因素。

【实验对象】 家兔。

【药品与器材】 25%氨基甲酸乙酯溶液，1∶10 000 肾上腺素溶液，1∶10 000 乙酰胆碱溶液，生理盐水，BL-420N 系统、纱布及线、哺乳动物手术器械、兔台，气管插管，注射器（5ml、20ml）、橡皮管（50cm）、球胆、压力传感器、铁支架、张力换能器、刺激电极等。

【实验步骤】

1. 取家兔 1 只，称重后，由耳缘静脉缓慢注射 25%氨基甲酸乙酯溶液（4ml/kg）进行全身麻醉。

2. 将家兔仰卧位固定于兔台上，剪去颈部正中被毛，以备颈部手术切口。

3. 对家兔实施颈部手术，暴露气管、剑突及两侧颈总动脉。

4. 找到家兔迷走神经、交感神经、降压神经，并对其进行穿线标记。

5. 对家兔进行气管插管和左侧颈总动脉插管，分别通过张力换能器和压力传感器连接剑突、颈总动脉与 BL-420N 系统。

6. 记录正常及不同处理因素下动脉血压及呼吸曲线的变化：①记录正常的血压与呼吸曲线。②给气管插管增加长软管，增加无效腔。③夹闭气管插管，造成窒息。④夹闭对侧颈总动脉。⑤在吸气末对气管插管中吹气；在呼气末对气管插管中吸气，使家兔产生肺牵张反射。⑥刺激一侧完整的降压神经。⑦耳缘静脉注射 1∶10 000 乙酰胆碱溶液 0.2ml。⑧耳缘静脉注射 1∶10 000 肾上腺素溶液 0.2ml。⑨双结扎降压神经，剪断中间，分别刺激外周端和中枢端。⑩刺激完整迷走神经。⑪双结扎迷走神经，剪断中间，分别刺激外周端和中枢端。⑫重复肺牵张反射（剪断一侧迷走神经）。⑬剪断两侧迷走神经。⑭重复窒息实验（双侧迷走神经剪断）。⑮重复肺牵张反射（双侧迷走神经剪断）。

【结果记录】 在表 3-5-4 中记录实验结果。

表 3-5-4 不同处理因素对家兔动脉血压及呼吸的影响

	不同处理因素		动脉血压曲线	呼吸曲线
①	正常			
②	增加无效腔前后		—	
③	窒息前后（夹闭气管插管）		—	
④	夹闭对侧颈总动脉			—
⑤	肺牵张反射	吸气末对气管插管中吹气（向肺中长吹气）		
		呼气末对气管插管中吸气（向肺中长吸气）		
⑥	刺激一侧完整的降压神经			
⑦	耳缘静脉注射乙酰胆碱溶液			
⑧	耳缘静脉注射肾上腺素溶液			
⑨	双结扎降压神经	刺激中枢端		
		刺激外周端		
⑩	刺激完整迷走神经			

续表

	不同处理因素		动脉血压曲线	呼吸曲线
⑪ 双结扎迷走神经	刺激中枢端			
	刺激外周端			
⑫ 肺牵张反射（剪断一侧迷走神经）	吸气末对气管插管中吹气（向肺中长吹气）			
	呼气末对气管插管中吸气（向肺中长吸气）			
⑬ 剪断另一侧迷走神经 （双侧迷走神经剪断）				
⑭ 窒息前后（双侧迷走神经剪断）				
⑮ 肺牵张反射（双侧迷走神经剪断）	吸气末对气管插管中吹气（向肺中长吹气）			
	呼气末对气管插管中吸气（向肺中长吸气）			

【注意事项】

1. 观察每一项目之前，必须先记录一段正常的呼吸曲线，再做下一个项目，以便对比。

2. 插气管插管前一定注意把气管内分泌物清理干净后再插管。

3. 当增大无效腔出现明显变化后，应立即打开气管插管的夹子，以恢复正常通气。

4. 气体流速不宜过急，以免直接影响呼吸运动，造成假象，干扰实验结果。

5. 经耳缘静脉注射乳酸时，要避免乳酸外漏引起家兔躁动。

【思考题】 肺牵张反射的途径及意义是什么？

第六章 消化系统实验

实验 1 丁酸和谷氨酸对小鼠胃肠运动影响的比较

【实验目的】 酸奶是日常生活中常见的促进消化的食物。酸奶与其他食物显著的区别是酸奶中含有大量的短链脂肪酸和氨基酸,本实验旨在探究短链脂肪酸和氨基酸对胃肠运动的影响,实验以丁酸作为短链脂肪酸的代表,以谷氨酸作为氨基酸的代表。

【实验原理】 用胃残留率反映胃排空的速度来衡量胃的运动,用小肠推进率来衡量小肠的运动。实验中采用炭末推进法,将炭末混进给小鼠灌胃的营养性半固体糊状物中,可以清晰地量出食物在小肠中的推进距离,将幽门和贲门结扎取出胃可以得出残留在胃中的食物量。

【药品与器材】 3%丁酸溶液、3%谷氨酸溶液、4%苦味酸溶液、2%硝酸银溶液、0.5%中性品红溶液、滤纸、注射器(1ml)、羧甲基纤维素钠、奶粉、糖、淀粉、活性炭末、蒸馏水、哺乳动物手术器械、硬质灌胃管等。

【实验对象】 小鼠。

【实验步骤】

1. 营养性半固糊的制备。取 5g 羧甲基纤维素钠,溶于 120ml 蒸馏水中,分别加入 8g 奶粉、4g 糖、4g 淀粉和 1g 活性炭末,搅拌均匀,配制成 150ml 约 150g 的黑色半固体糊状物。冰箱冷藏,用时恢复至室温。

2. 取小鼠 30 只,雌雄各半,体重 18~22g,实验前禁食 12~16h,自由饮水。

3. 实验分 3 组,每组 10 只。用棉签蘸取 4%苦味酸(黄色)溶液涂于其中 10 只腰背部(雌雄各半),用 2%硝酸银(咖啡色)溶液标记 10 只(雌雄各半),用 0.5%中品红(红色)标记剩下 10 只。黄色代表丁酸组,红色代表谷氨酸组,咖啡色代表对照组。

4. 取各组小鼠,每只灌胃给予半固体糊状物 0.8ml。灌胃方法:左手捏持或者抓住小鼠的头、颈部皮肤,使小鼠腹部朝向术者,右手将连接注射器的硬质灌胃管由小鼠口角处插入口腔,用灌胃管将小鼠的头部稍向后压迫,使口腔与食管成一条直线。将灌胃管由小鼠上腭轻轻插入食管,插入深度约为 3cm。插入时应注意小鼠的反应,如插入顺利,小鼠安静,呼吸正常,可注入药物,如小鼠挣扎剧烈或插入有阻力,应拔出胃管重插。

5. 20min 后,丁酸组以 3%丁酸溶液 0.5ml 灌胃,谷氨酸组以 3%谷氨酸溶液 0.5ml 灌胃,对照组以蒸馏水 0.5ml 灌胃。

6. 40min 后脱颈处死小鼠。处死的小鼠腹腔剖开,将幽门和贲门结扎,取出胃,用滤纸拭干称重。然后沿胃大弯剪开胃体,洗去胃内容物,拭干,称净重。

7. 将自小鼠盲肠处取出的肠,不加牵引铺平于白纸上,分别量取自幽门括约肌至炭糊最前端及至盲肠的距离。

【结果计算及记录】

按式 3-6-1、式 3-6-2,分别计算各组小鼠胃残留率及小肠推进率,并记入表 3-6-1。

胃残留率（%）=[胃全重（g）−胃净重（g）]/半固体糊状物重量（g）×100%　（3-6-1）

小肠推进率（%）=炭糊移动距离（cm）/幽盲全长（cm）×100%　　　　（3-6-2）

表 3-6-1　小鼠胃残留率及小肠推进率比较

组别	胃残留率（%）	小肠推进率（%）
丁酸组		
谷氨酸组		
对照组		

【结果统计】　汇总全实验室结果，所得数据以均数±标准差表示。所有数据均用 SPSS 13.0 统计学软件进行处理，组间差异比较采用 t 检验，$P<0.05$ 为差异有统计学意义。

【思考题】　影响胃肠排空的因素有哪些？

实验 2　奥美拉唑对利血平引起的胃溃疡作用观察

【实验目的】　观察奥美拉唑对利血平引起的胃溃疡治疗效果。

【实验原理】　利血平是肾上腺素能神经元阻断性抗高血压药。用药后交感神经系统的功能受到遏制，副交感神经系统的功能相对占优势，结果出现利血平的副作用，引发溃疡。

奥美拉唑选择性抑制胃壁细胞 H^+-K^+-ATP 酶活性，从而有效地抑制胃酸的分泌，起效迅速，适用于胃及十二指肠溃疡、反流性食管炎和胃泌素瘤。本实验采用奥美拉唑抗利血平引起的胃溃疡模型。

【实验对象】　小鼠。

【药品及器材】　50%奥美拉唑溶液、0.05%利血平溶液、1%甲醛溶液、生理盐水、解剖显微镜、注射器、注射针头、天平、鼠笼、哺乳动物手术器械等。

【实验步骤】

1. 取雌、雄各半，体重相近的成年小鼠 40 只，随机分为 4 组，每组 10 只（第 1 组为空白对照；第 2 组为奥美拉唑组；第 3 组为利血平组；第 4 组为利血平 + 奥美拉唑组），禁食不禁水 24h。

2. 第 1 组作为对照，不作处理；第 2 组腹腔注射 50%奥美拉唑溶液 0.2ml/10g；第 3 组腹腔注射 0.05%利血平注射溶液 0.2ml/10g；第 4 组腹腔注射 0.05%利血平注射溶液 0.2ml/10g，24h 后腹腔注射 50%奥美拉唑溶液 0.2ml/10g。

【观察项目】

1. 12h 后将小鼠从鼠笼中取出，颈椎脱位处死小鼠。打开小鼠腹腔，结扎贲门和幽门，并经胃壁向胃腔内注入 1%甲醛溶液 2ml，将胃取出浸入 1%甲醛溶液中，30min 后沿胃大弯剖开，解剖显微镜下计数胃部出现的溃疡点数目并计算溃疡指数。

2. 按式 3-6-3 计算各组溃疡指数

溃疡指数（mm^2）=溃疡的最大长径（mm）×最大宽径（mm）　　　（3-6-3）

【结果计算与记录】　在表 3-6-2 中记录各组小鼠胃部出现的溃疡点数目及溃疡指数。

表 3-6-2　各组小鼠溃疡指数

组别	例数（只）	药物 1	剂量（ml）	药物 2	剂量（ml）	溃疡点数目（个）	溃疡指数（mm²）
1							
2							
3							
4							

【结果统计】　汇总全实验室结果，所得数据以均数±标准差表示。所有数据均用 SPSS 13.0 统计学软件进行处理，组间差异比较采用 t 检验，$P<0.05$ 为差异有统计学意义。

【注意事项】

1. 实验时第 4 组小鼠注射药液时间应接近，即实验应快速完成。

2. 实验应选用健康，未怀孕，体重相近的小鼠，雌、雄各半。

3. 各项实验用的注射器及注射针头应注意区分，以免污染影响实验结果。

4. 药物注射剂量要准确。

【思考题】

1. 胃溃疡的治疗原则是什么？

2. 奥美拉唑治疗胃溃疡的作用机制是什么？

第七章　泌尿系统实验

实验 1　影响尿生成的因素和肾缺血再灌注损伤

【实验目的】

1. 强化颈动、静脉，输尿管插管技术和家兔肾缺血再灌注损伤模型的复制方法。

2. 加深理解尿生成的机制及肾排泄功能的重要意义。

3. 了解缺血再灌注损伤的机制及其基本实验方法。

【实验原理】　肾是机体主要的排泄器官之一，探究影响肾泌尿功能的因素有助于利尿药等干预肾功能药物的研发；肾缺血再灌注损伤是临床上常见的病理过程，在肾脏手术、肾移植和体外震波碎石等过程中，均可发生不同程度的缺血再灌注损伤，它是急性肾衰最常见的原因，因此探究肾缺血再灌注损伤这一病理现象具有重要意义。肾缺血再灌注时，肌酐清除率（Ccr）明显降低，肾功能受损。本实验通过复制肾缺血再灌注损伤的模型，对肾缺血再灌注损伤后血肌酐和尿肌酐的含量以及 Ccr 进行测定，来探究肾缺血再灌注损伤的机制。

【实验对象】　家兔。

【药品与器材】　25%氨基甲酸乙酯溶液、0.2%肝素溶液、生理盐水、20%葡萄糖溶液、蒸馏水、1%呋塞米溶液、肌酐测定试剂（含试剂一、试剂三、试剂四）、BL-420N系统、兔台、哺乳动物手术器械、动脉/静脉及输尿管插管、压力传感器、三通管、注射器、兔绳、纱布、剪刀、分光光度计、恒温水浴锅、试管、加样枪等。

【实验步骤】

1. 准备工作

（1）家兔用 25%氨基甲酸乙酯溶液（按 4ml/kg），经其耳缘静脉缓慢注射，进行全身麻醉后，将家兔仰卧位固定于兔台。

（2）分别对家兔行气管分离术、颈总动脉分离术（分离左侧颈总动脉）、颈外静脉分离术（分离右侧颈外静脉）、气管插管术（气管插管、固定）、颈总动脉插管术（左侧颈总动脉插管并记录血压变化）、颈外静脉插管术（右侧颈外静脉插管，以备输液、给药）。

（3）家兔耻骨下联合备皮后沿前正中线剪开皮肤，找到输尿管并进行输尿管插管并用有刻度的试管收集尿液，计算每分钟尿量（ml/min）。

2. 观察尿生成过程影响因素　静脉推注 37℃生理盐水 30ml，用有刻度的试管收集家兔尿液并计算注射生理盐水后每分钟尿量（ml/min）；一段时间后静脉推注 37℃ 20%葡萄糖溶液（10ml），用有刻度的试管收集尿液并计算家兔注射 20%葡萄糖溶液后每分钟尿量。收集的尿液待测尿肌酐。

3. 肾缺血再灌注损伤的实验　将家兔换成右侧卧位，游离左肾动脉，即刻用动脉夹夹闭左侧肾动脉，并观测平均动脉压和尿量变化，夹闭 30min 后观测平均动脉压和尿量变化。松开动脉夹，再灌注，同时静脉推注生理盐水 49ml 与 1%呋塞米溶液 1ml，再灌注 30min 后取尿测定尿肌酐，记录平均动脉压和尿量变化，收集尿液待测尿肌酐。

4. 尿肌酐测定方法

（1）取样：取尿液 10μl 与 2ml 蒸馏水按 1∶200 比例稀释。

（2）加样：见表 3-7-1。

表 3-7-1 尿肌酐测定加样量表

加样（ml）	标准管（ml）	测定管（ml）	空白管（ml）
测试样品上清	0	1.6	0
试剂一（肌酐标准品）	1.6	0	0
蒸馏水	0	0	1.6
试剂三	0.5	0.5	0.5
试剂四	0.5	0.5	0.5

（3）测定：37℃ 10min 水浴，以蒸馏水调零，测 510nm 处光密度（OD_{510}）。

（4）计算

1）尿肌酐（μmol/L）=（测定管 OD–空白管 OD）/（标准管 OD–空白管 OD）×标准品浓度×201

2）肌酐清除率（ml/min）=尿肌酐（μmol/L）/血肌酐（μmol/L）×尿量（ml/min）

【结果记录及计算】

1. 记录家兔血压的变化 在表 3-7-2 中记录输尿管插管后、输入 30ml 生理盐水后、输入 10ml 20%葡萄糖溶液后、夹闭左侧肾动脉即刻、夹闭左侧肾动脉 30min 后及静脉输入 49ml 生理盐水+1ml 1%呋塞米溶液并再灌注 30min 后家兔动脉血压（收缩压、舒张压及平均动脉压）。

2. 记录家兔尿量的变化 在表 3-7-3 中记录输尿管插管后、输入 30ml 生理盐水后、输入 10ml 20%葡萄糖溶液后、夹闭左侧肾动脉即刻、夹闭左侧肾动脉 30min 后及静脉输入 49ml 生理盐水+1ml 1%呋塞米溶液并再灌注 30min 后家兔尿量。

3. 测定家兔尿肌酐测定管 OD 在表 3-7-4 中测定并记录输尿管插管后、输入 30ml 生理盐水后、输入 10ml 20%葡萄糖后及静脉输入 49ml 生理盐水+1ml 1%呋塞米溶液并再灌注 30min 后，尿肌酐测定管 OD。

4. 计算家兔尿肌酐 计算并在表 3-7-5 中记录输尿管插管后、输入 30ml 生理盐水后、输入 10ml 20%葡萄糖溶液后及静脉输入 49ml 生理盐水+1ml 1%呋塞米溶液并再灌注 30min 后，家兔尿肌酐的变化。

5. 计算家兔内生肌酐清除率 计算并在表 3-7-6 中记录正常时和缺血再灌注后，家兔的肌酐清除率。

表 3-7-2 肾缺血再灌注损伤时家兔血压的变化

	输尿管插管后	输入生理盐水后	输入 20%葡萄糖溶液后	夹闭左侧肾动脉即刻	夹闭左侧肾动脉 30min 后	输入生理盐水+1%呋塞米溶液并再灌注 30min 后
收缩压（mmHg）						
舒张压（mmHg）						
平均动脉压（mmHg）						

表 3-7-3　肾缺血再灌注损伤时家兔尿量的变化

	输尿管插管后	输入生理盐水后	输入 20%葡萄糖溶液后	夹闭左侧肾动脉即刻	夹闭左侧肾动脉 30min 后	输入生理盐水+1%呋塞米溶液并再灌注 30min 后
尿量（ml/min）						

表 3-7-4　肾缺血再灌注损伤时家兔尿肌酐测定管 OD

	输尿管插管后	输入生理盐水后	输入 20%葡萄糖溶液后	输入生理盐水+1%呋塞米溶液并再灌注 30min 后
尿肌酐测定管 OD				

表 3-7-5　肾缺血再灌注损伤时家兔尿肌酐的变化

	输尿管插管后	输入生理盐水后	输入 20%葡萄糖溶液后	输入生理盐水+1%呋塞米溶液并再灌注 30min 后
尿肌酐（μcol/L）				

表 3-7-6　肾缺血再灌注损伤时家兔肌酐清除率的变化

	正常	缺血再灌注后
Ccr（ml/min）		

6. 参考值　血肌酐浓度正常值约为 152.3μmol/L，再灌注 30min 后约为 175.6μmol/L。标准品浓度为 10μmol/L。

【思考题】

1. 影响尿生成的因素有哪些？

2. 缺血再灌注损伤对肾排泄能力及肾功能有何影响？

实验 2　肾脏对葡萄糖重吸收功能的测定

【实验目的】　研究肾对葡萄糖的重吸收功能，并熟悉恒压灌流机制。

【实验原理】　近端小管上皮细胞顶端膜上有 Na^+-葡萄糖同向转运体，肾小管液中的 Na^+ 与葡萄糖转运体结合后，被转运入细胞内。当肾小管液中 Na^+ 浓度降低或上皮细胞顶端膜两侧 Na^+ 浓度差减小时，同向转运体不能正常运转，使葡萄糖重吸收能力降低，导致尿糖。

尿糖试纸的原理：根据尿中含糖量的多少，试纸呈现出深浅度不同的颜色。

蓝色：尿中无糖，代表阴性结果（–）。

绿色：为 1 个加号（+），尿中含糖 0.3%～0.5%。

黄绿色：为 2 个加号（++），尿中含糖 0.5%～1.0%。

橘黄色：为 3 个加号（+++），尿中含糖 1%～2%。

砖红色：为 4 个加号（++++）或以上，尿中含糖 2%以上。

糖尿病肾病时会出现尿糖。

【实验对象】　大鼠离体肾脏。

【药品与器材】　乙醚溶液、林格液、生理盐水、葡萄糖溶液、30μmol/L 毒毛花苷

G 溶液、尿糖试纸、哺乳动物手术器械、恒压灌流装置、低温操作台等。

【实验步骤】

1. 标本制备

（1）用乙醚溶液麻醉大鼠，取俯卧位，背部剪毛，在胸腰椎交界处剪开大鼠皮肤。

（2）分离大鼠肾动脉（通常将肠系膜上动脉一并游离）、肾静脉和输尿管，分别插管。

（3）游离大鼠肾后，置于低温操作台，缝合皮肤。

2. 自小鼠肾动脉灌注林格液，同时引流肾静脉。大多数情况下，流出液经处理后（如使 O_2 再饱和等）再循环灌注入肾动脉，灌注压保持恒定。

3. 大鼠输尿管插管，收集其尿液，进行尿液成分测定。

【观察项目与结果记录】

1. 按表 3-7-7 灌注林格液-葡萄糖溶液，检测并记录大鼠尿葡萄糖的含量。

2. 灌注葡萄糖溶液（等于肾糖阈），测定肾静脉、输尿管内尿葡萄糖的含量。

3. 灌注生理盐水-葡萄糖溶液（等于肾糖阈），测定肾静脉、输尿管内尿葡萄糖的含量。

4. 灌注生理盐水-葡萄糖溶液（等于肾糖阈），并注入 $30\mu mol/L$ 毒毛花苷 G 溶液（钠泵抑制剂），测定肾静脉、输尿管内尿葡萄糖的含量。之后，灌注林格液清洗肾脏。

5. 灌注生理盐水-葡萄糖溶液（大于肾糖阈），按表 3-7-8 逐渐降低灌注液内 Na^+ 含量，测定输尿管内葡萄糖含量。

表 3-7-7　不同含量的葡萄糖灌注液对大鼠尿葡萄糖含量的影响

灌注液葡萄糖含量（mg/dl）	80	85	90	95	100	105	110	115	……
尿糖试纸									

表 3-7-8　不同含量的 Na^+ 浓度对大鼠尿葡萄糖含量的影响

Na^+浓度（mmol/L）	160	155	150	145	140	135	130	125	120	……
尿糖试纸										

【思考题】　影响肾糖阈的因素有哪些？

实验 3　肾-肾反射

【实验目的】

1. 观察肾的传入神经对肾活动的影响以及肾的机械感受器和化学感受器的作用。

2. 学习输尿管插管的方法。

【实验原理】　一侧肾的传入神经纤维可以诱发下丘脑外侧部和室旁核的神经元放电，也可以在脊髓水平影响另一侧肾神经的放电。总的结果为一侧肾的传入神经活动能紧张性地抑制对侧肾交感神经的活动。肾的机械感受器和化学感受器的传入神经走行于肾神经内，进入中枢。因此刺激一侧肾的传入神经纤维或者肾的机械感受器或化学感受器，可反射性地改变同侧或对侧肾交感神经的活动，从而改变肾脏的功能。通过本实验，可以研究肾移植后，供肾者的肾功能是否有影响。

【实验对象】　家兔。

【药品与器材】 25%氨基甲酸乙酯溶液、生理盐水、哺乳动物手术器械、输尿管插管、兔台、注射器、尿液记滴器等。

【实验步骤】

1. 家兔称重后，由其耳缘静脉缓慢注射25%氨基甲酸乙酯溶液进行全身麻醉(4ml/kg)。

2. 将家兔仰卧位固定于兔台上，剪去下腹部正中的毛，以备下腹部手术切口。

3. 从耻骨联合向上沿正中线做约 7cm 长的切口，再沿腹部打开腹腔，用手触及有波动感的袋状膀胱，沿膀胱找到并分离两侧输尿管，在靠近膀胱处穿线结扎；在离此结扎处 2cm 的输尿管下方穿线，在管壁向上剪一斜口，再向肾脏方向插入充满生理盐水的塑料插管，结扎固定（图 3-7-1）。导管另一端连至尿液记滴器。手术完毕后，用 38℃ 的生理盐水纱布覆盖手术部位。

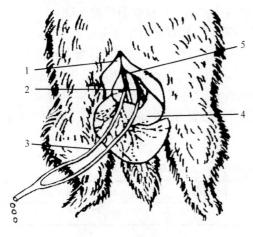

图 3-7-1　输尿管插管

1. 腹部切口；2. 插管入口；3. 输尿管插管；
4. 膀胱；5. 输尿管

4. 将尿液记滴器连至计算机。

【观察项目】

1. 记录家兔正常尿量。

2. 升高家兔一侧输尿管内压力，观察对侧肾的排水变化。

3. 用生理盐水逆行灌流家兔一侧肾的肾盂，观察对侧肾的排水变化。

4. 剪断家兔一侧肾神经，观察两侧肾的排尿变化。

5. 升高剪断肾神经的那一侧输尿管内压力，观察家兔对侧肾的排水变化。

6. 用生理盐水逆行灌流剪断肾神经那一侧肾的肾盂，观察家兔对侧肾的排水变化。

【结果记录】 在表 3-7-9 中记录各项目观察结果。

表 3-7-9　肾-肾反射对尿液生成的调节

项目	尿量（ml）	
	同侧肾	对侧肾
正常		
机械刺激		
化学刺激		
剪断一侧肾神经		
再给机械刺激		
再给化学刺激		

【思考题】 肾移植后对个体肾调节活动有何影响？

第八章　内分泌系统实验

实验1　胰岛素所致低血糖休克及药物和激素对血糖的影响

【实验目的】　学习检测血糖的方法，同时观察胰岛素、药物和激素对血糖的影响，从而加深理解药物和激素影响血糖的机制。

【实验原理】　胰岛素的是胰岛 β 细胞所分泌的一种激素，其主要生理功能是调节糖代谢；同时对脂肪和蛋白质的代谢也有调节作用。小鼠注射胰岛素，数分钟内血糖浓度即显著降低，若剂量较大，可导致低血糖休克，发生精神不安、抽搐，而注射葡萄糖溶液或肾上腺素溶液后，小鼠很快能恢复正常。此外，胰高血糖素、糖皮质激素和甲状腺素均可升高血糖，生理剂量的生长激素具有降低血糖作用，而过量的生长激素则具有升高血糖的作用。

【实验对象】　小鼠。

【药品与器材】　生理盐水、胰岛素针剂、20%葡萄糖溶液、1∶10 000 肾上腺素溶液、胰高血糖素针剂、糖皮质激素针剂、甲状腺素针剂、生长激素针剂、血糖检测仪、哺乳动物手术器械、纱布、注射针头、注射器、鼠笼等。

【实验步骤】

1. 选取 30 只体重 18～22g 的健康小鼠作为实验对象；实验前小鼠禁食 6h，不禁水（以避免食物引起血糖波动导致实验结果不准确）。分别称重、标记，随机分为 10 组，每组各 3 只。组别分别为：①生理盐水（NS）对照组；②低浓度胰岛素组；③高浓度胰岛素+葡萄糖（GS）组；④高浓度胰岛素+1∶10 000 肾上腺素溶液组；⑤高浓度胰岛素+NS 组；⑥胰高血糖素组；⑦糖皮质激素组；⑧甲状腺素组；⑨低浓度生长素组；⑩高浓度生长素组。

2. 小鼠所给药物、注射部位、药物浓度见表 3-8-1，剂量均为 0.1ml/10g。给药完成后按时间间隔检测血糖值。

【结果记录及比较】　在表 3-8-1 中记录各组小鼠血糖测定结果。

表 3-8-1　胰岛素、药物及激素对小鼠血糖的影响

组别	注射部位	药物	浓度	血糖浓度随时间（min）变化（记录恢复时间）				
				0（给药前）	5	10	20	40
1	腹壁皮下	NS						
2	腹壁皮下	低浓度胰岛素	1U/kg					
3	腹壁皮下	高浓度胰岛素+GS	4U/kg					
4	腹壁皮下	高浓度胰岛素+肾上腺素	1∶10 000					
5	腹壁皮下	高浓度胰岛素+NS	4U/kg					
6	腹壁皮下	胰高血糖素	0.1mg/ml					

续表

组别	注射部位	药物	浓度	血糖浓度随时间（min）变化（记录恢复时间）				
				0（给药前）	5	10	20	40
7	腹壁皮下	糖皮质激素	5mg/ml					
8	腹壁皮下	甲状腺素	40mg/ml					
9	腹壁皮下	低浓度生长素	0.05U/ml					
10	腹壁皮下	高浓度生长素	0.1U/ml					

由于小鼠尾静脉注射困难，所以采取腹壁皮下注射，注射后揉搓加快吸收；比较各组不同时间点血糖值。

【注意事项】

1. 注意胰岛素的用量，严密观察低血糖反应，痉挛出现时间及表现形式，痉挛多表现为前后肢僵直性抽搐，同时伴躯体旋转运动。

2. 一旦出现低血糖现象应立刻注射葡萄糖和肾上腺素解救，以防小鼠死亡。

3. 小鼠尾尖取血时，应先用 45～50℃温水浸泡小鼠尾部。采血应尽量少，但要注意血滴必须完全覆盖测试区，血糖检测仪在 90s 内若未作任何操作便会自动关机。若自动关机时，已将血滴在试纸上，则弃用该试纸，用新的试纸重新测试。

4. 测试过程中应尽量节约试纸。

5. 在注射完药物后即开始计时。血糖检测仪的血糖测定范围为 0.6～33.3mmol/L（10～600mg/dl）。过高或过低分别记为<0.6mmol/L 或>33.3mmol/L 即可。

6. 避免在直射的阳光下测试，移动电话等强磁场环境也会导致血糖检测仪不能正常工作，应予以避免。

【思考题】

1. 大量注射胰岛素为什么会引起低血糖性休克？

2. 为什么注射胰岛素后小鼠会发生精神不安、抽搐？而注射葡萄糖或肾上腺素后，小鼠为什么又能很快恢复正常？

3. 进行胰岛素所致低血糖休克实验应注意什么？

实验 2　苦瓜提取物对小鼠血糖的影响

【实验目的】　观察苦瓜提取物对小鼠血糖的影响，并探讨其影响血糖水平的可能机制。

【实验原理】　苦瓜中的甾体皂苷如苦瓜素、类胰岛素肽类和生物碱是苦瓜降血糖的主要成分。

【实验对象】　Wistar 小鼠，雄性，月龄相同。

【药品与器材】　生理盐水、四氧嘧啶注射液（准确称取 270mg，用生理盐水定容至 60ml，即 4.5mg/ml），苦瓜提取物注射液（精品提取物和粗品提取物为分别取精制品和粗制品各 30g，各自用蒸馏水定容至 100ml），弗氏完全佐剂，链脲佐菌素注射液，血糖检测仪，血糖试纸，小鼠固定器，注射器（1ml、2ml、5ml）等。

【实验步骤】

1. 四氧嘧啶高血糖小鼠模型制备

（1）实验准备：将 115 只小鼠饲养（体重 18～22g，条件为普通级，自由饮水，除实验应激外无其他不良刺激）3 天后，禁食 12h。

（2）动物准备：将 115 只小鼠分为 2 部分，一部分为造模鼠 100 只（备用于模型组及苦瓜治疗组实验），另一部分为非造模鼠 15 只（备用于正常对照组实验）。

（3）造模鼠预先注射链脲佐菌素注射液和弗氏完全佐剂（60mg/kg），分别腹腔注射四氧嘧啶（0.1ml/kg），共注射 2 天。非造模鼠分 2 天注射等量的生理盐水，第 1 天注射总量的 55%，第 2 天注射总量的 45%，注射完后恢复进食。

（4）造模后观察：造模后在日照时间 10h 以上，阳光充足的条件下饲养 5 天。注意观察和记录小鼠的精神状态、体重、饮水量、食量以及大小便情况。

（5）血糖测定：造模 5 天后，小鼠尾部静脉取血（取血前禁食 12h），用血糖检测仪测定小鼠的空腹血糖浓度。

（6）造模成功指标及判定：上法测定的血糖浓度大于 11mmol/L 为造模成功的 1 型糖尿病小鼠。

2. 苦瓜提取物的降血糖实验：筛选上一实验步骤造模后血糖值在 11～25mmol/L 的小鼠 45 只，按血糖水平随机分配为三组（每组 15 只），分别为高血糖模型对照组和苦瓜治疗组（苦瓜提取物粗品组，苦瓜提取物精品组）。

3. 苦瓜提取物粗品组和苦瓜提取物精品组给予 0.3g/kg 的粗制品苦瓜提取物注射液和精制品苦瓜提取物注射液，正常对照组和高血糖模型对照组注射等量的生理盐水。注射 0.5h 后测定小鼠空腹血糖值。

【结果记录】　在表 3-8-2 中记录各组小鼠血糖测定结果。

表 3-8-2　各组小鼠血糖测定结果

组别	给药前空腹血糖（mmol/L）	给药后空腹血糖（mmol/L）
正常对照组		
高血糖模型对照组		
苦瓜提取物粗品组		
苦瓜提取物精品组		

【结果统计】　汇总全实验室结果，所得数据以均数±标准差表示。所有数据均用 SPSS 13.0 统计学软件进行处理，组间差异比较采用 t 检验，$P<0.05$ 为差异有统计学意义。

【思考题】　哪些激素能影响血糖的含量？如何影响血糖含量？

第九章 药物作用实验

实验 1 普鲁卡因的 LD_{50} 测定

【实验目的】

1. 学习测定药物半数致死量（LD_{50}）的方法、步骤和计算方法。

2. 了解急性毒性实验的常规方法。

【实验原理】 任何药物超过一定剂量时均会损害机体的组织、器官，造成各系统功能紊乱，甚至死亡。LD_{50} 是以动物死亡的质反应为指标的毒性数据。药物剂量与死亡率之间呈常态分布曲线，与累积死亡率之间呈长尾"S"形曲线，药物的对数剂量与累积死亡率之间呈对称"S"形曲线。此量效曲线两端平坦，反应灵敏度差，中间段陡，反应灵敏，而以 50% 处最敏感，剂量稍有变化，死亡率就有明显变化，故常以引起 LD_{50} 或有效中量（ED_{50}）作为衡量药物毒性或效应大小的最常用、最恰当的指标。若将反应率转换为概率单位，则对数剂量与概率单位之间呈直线。测定 LD_{50} 的方法很多，有寇氏法、目测法、概率单位法等，本实验用的是寇氏法。

【实验对象】 小鼠。

【药品与器材】 1% 普鲁卡因溶液，注射器等。

【实验步骤】

1. 预实验 取小鼠 8~10 只，随机以 2 只为一组分成 4~5 组，选择组距较大的一系列剂量，分别按组腹腔注射普鲁卡因溶液，观察出现的症状并记录死亡数，找出引起 0 死亡率和 100% 死亡率剂量的所在范围（至少应找出引起 20%~80% 死亡率）（参考剂量：LD_{100} 为 250mg/kg，LD_0 为 164mg/kg）。

2. 正式实验 在预实验所获得的 0 和 100% 致死量的范围内，选用几个剂量（一般选 4~5 个剂量），每组 10 只小鼠，小鼠的体重和性别要均匀分配，完成分组和剂量计算后通过腹腔注射给药。

【观察项目】

1. 实验要素 实验题目、实验日期、药物的批号、动物品系、来源、性别、体重、给药方式及剂量、给药时间等。

2. 给药后各种反应 潜伏期，中毒现象，开始出现死亡的时间，末只死亡小鼠的死亡时间，死亡前的现象，各组死亡的只数等。

3. 尸解及病理切片 对死亡的小鼠及时进行尸解，观察内脏的变化（心、肝、脾、肺、肾），记录病变情况。若肉眼可见变化时则需进行病理检查。观察结束时对全部存活动物尸解，同样观察内脏病变与中毒死亡鼠比较。当发现有病变时同样进行病理检查，以比较中毒后病理变化及恢复情况。

【结果记录与计算】 在表 3-9-1 中记录实验数据，并按式 3-9-1 计算 LD_{50}。

表 3-9-1　普鲁卡因的 LD$_{50}$ 测定表

组别	动物数（只）	剂量（g/kg）	对数剂量（g/kg）	动物死亡数（只）	死亡率（%）	LD$_{50}$
1						
2						
3						
⋮						

实验完毕后，清点各组死亡鼠数和算出死亡率（P），按式 3-9-1 进行计算

$$LD_{50}=\log^{-1}[X_m-i\,(\textstyle\sum P-0.5)]\tag{3-9-1}$$

式中，X_m 为最大剂量的对数值；i 为相邻两组剂量对数值之差；P 为各组动物死亡率，用小数表示（如死亡率为 80% 应写成 0.80）；$\sum P$ 为各组动物死亡率之总和。

【注意事项】

1. 测定 LD$_{50}$ 前，要进行预实验，摸索接近 100% 和 0 死亡的剂量范围。在此范围内设 5～7 个剂量组。各剂量组组距一般以 0.65～0.85 为宜，视剂量范围及药物毒性而定。

2. 分组应随机，可以用抽签法或随机数字法进行分组。

3. 各组实验条件（温度、湿度、饲养条件、给药速度等）均应相同。一般以不等浓度的等容量给药。

【思考题】

1. 试述药物 LD$_{50}$ 的意义。

2. 药物的量效曲线能说明药物作用有哪些特性？

3. 测定 LD$_{50}$ 为什么还要观察中毒症状及时间过程？

实验 2　苯酚红药物代谢动力学参数的测定

【实验目的】　测定苯酚红在家兔体内药物代谢动力学（简称药动学）参数。

【实验原理】　苯酚红（phenol red，PSP），又名酚红。静脉注射 PSP 后，其不在体内代谢，主要经肾近曲小管分泌排泄，属于一室模型一级动力学消除。苯酚红在碱性环境中变为红色，可用分光光度计于波长 560nm 处进行定量测定。

【实验对象】　家兔。

【药品与器材】　0.6% 苯酚红溶液，0.5μmol/L/1μmol/L/2μmol/L PSP 标准溶液，3% 戊巴比妥溶液，稀释液（0.9% NaCl 29ml + 1mol/L NaOH 1ml），兔台，手术剪，止血钳，眼科镊，注射器（2ml、5ml），抗凝试管，试管架，离心机，分光光度计，比色杯（0.5cm）、1mol/L NaOH 溶液，哺乳动物手术器械等。

【实验步骤】

1. 麻醉与手术　家兔称重，并用 3% 戊巴比妥溶液（1ml/kg）经家兔耳缘静脉麻醉，仰卧位固定于兔台上，切开其颈部皮肤，暴露颈浅静脉，从其下缘穿一线，备取血时用。

2. 采集血标本　用 1ml 注射器从家兔颈浅静脉取血约 1ml，然后由家兔耳缘静脉注射 0.6% 苯酚红溶液（0.4ml/kg），注射后分别在 5min、10min、15min、25min 各取血约 1ml，置于备好的抗凝试管内，离心（2000r/min）10min。

3. 苯酚红标准溶液的平均吸收系数（K）的测定

（1）分别取 0.5μmol/L、1μmol/L、2μmol/L 苯酚红标准溶液及蒸馏水各 1.55ml，再各加入 1mol/L NaOH 0.05ml，于分光光度计（波长 560nm 处）比色，测得吸光度（A），并计算出平均吸收系数（K），C 为苯酚红溶液浓度。

$$K = \frac{A}{C} \tag{3-9-2}$$

（2）取家兔血浆样品 0.1ml，放入 0.5cm 的比色杯内，加入稀释液 1.5ml 摇匀，于分光光度计（波长 560nm 处）比色，记录其吸光度（A）。

4. 苯酚红血浆浓度（C_t）计算

$$苯酚红血浆浓度（mg/L）= \frac{A}{K} \times 16 \times 354 \times 10^{-3} \tag{3-9-3}$$

354 为苯酚红的分子量，16 为血浆样品的稀释倍数，$\times 10^{-3}$ 即将苯酚红血浆浓度（μg/L）换算为（mg/L）。

5. 药代动力学参数计算

（1）分别计算家兔注射 PSP 溶液 5min、10min、15min 及 25min 时的 C_t，并以时间（t）与血浆浓度（C_t）进行直线回归，求出回归方程 $C_t = at + b$ 中的参数 a、b。

（2）计算药代动力学参数

1）消除速率常数 Ke（min^{-1}），见式 3-9-4。

2）初始浓度 Co（mg/L），见式 3-9-5。

3）血浆半衰期 $t_{1/2}$（min），见式 3-9-6。

4）表观分布容积 Vd（L/kg），见式 3-9-7，式中，Ao 为用药剂量（mg），家兔重量以 kg 表示。

5）总清除率 Cl（L/kg·min），见式 3-9-8。

$$Ke = -2.303 \times b \tag{3-9-4}$$

$$\log C_t = \log Co - \frac{Ke}{2.303}t \tag{3-9-5}$$

$$t_{1/2} = \frac{0.693}{Ke} \tag{3-9-6}$$

$$Vd = \frac{Ao}{Co \times 兔重} \tag{3-9-7}$$

$$Cl = Vd \times Ke \tag{3-9-8}$$

【注意事项】

1. 本实验系定量实验，故每次采血或给药量一定要准确。每次取血样时均应用干净的取样器，以防止各样品之间浓度混杂。

2. 顺利地采集足够量的血样是保证本实验成功的关键，故应具备娴熟的采血技术。

【思考题】　简述药动学参数 Ke、$t_{1/2}$、Vd、Cl 的概念及意义。

实验 3　泼尼松龙和阿司匹林的药效测定

【实验目的】

1. 通过镇痛和抗炎药效的测定，进行甾体和非甾体抗炎药物的鉴别。

2. 学习实验设计的基本原理及统计方法。

【实验原理】　采用光辐射热测痛仪测痛法及巴豆油合剂致炎法分别观察用药前后动物对热刺激及化学刺激的影响。

【实验对象】　小鼠。

【药品与器材】　0.125%泼尼松龙溶液、1.5%阿司匹林溶液、生理盐水、巴豆油合剂（2%巴豆油溶液+20%无水乙醇溶液+5%蒸馏水+73%乙醚溶液）、4%苦味酸溶液、哺乳动物手术器械、注射器（1ml）、注射针头（5号）、鼠瓶、打孔器（9mm）、光辐射热测痛仪等。

【实验步骤】

1. 光电致痛法

（1）将小鼠置入鼠瓶内，拉出小鼠尾，塞紧瓶盖，将小鼠尾平放入光辐射热测痛仪沟槽中，待小鼠安静不动后，按下仪器开关，光照小鼠尾下 1/3 处，记录从光照开始到甩尾的时间（痛阈值）。每只小鼠测痛阈 2 次（间隔 1~2min），取其平均值作为用药前的基础痛阈值。挑选痛阈值在 5~20s 的小鼠 3 只。

（2）将挑选出的 3 只小鼠，随机分为甲、乙、丙三只小鼠，并用 4%苦味酸溶液标记。

（3）甲、乙、丙三只小鼠分别腹腔注射 0.125%泼尼松龙溶液 0.1ml/10g、1.5%阿司匹林溶液 0.1ml/10g、等量生理盐水 0.1ml/10g。

（4）给药 15min 后用同样方式将三只小鼠鼠尾放入光辐射热测痛仪沟槽，进行 2 次光照，取其痛阈值平均值，观察用药前、后痛阈值的变化。

（5）将用药前后痛阈值记入表 3-9-2。

2. 鼠耳肿胀致炎法

（1）取小鼠 6 只，随机分为甲、乙、丙三组，每组 2 只，称重，并用 4%苦味酸溶液标记。

（2）甲、乙、丙三组小鼠分别腹腔注射 0.125%泼尼松龙溶液 0.1ml/10g、1.5%阿司匹林溶液 0.1ml/10g、等量生理盐水 0.1ml/10g。

（3）给药 1h 后各组小鼠左侧耳郭前后两面均匀涂抹巴豆油合剂致炎（0.03ml/只），另一侧耳作对照，记录时间。

（4）涂耳 1h 后，将小鼠脱颈处死，沿耳郭基线剪下两耳，用打孔器于同一部位分别打一个耳片并称重。

（5）将致炎一侧耳片重量减去对照一侧耳片重量即为肿胀度，观察用药前后肿胀度变化。

（6）将小鼠左右耳片的重量及耳片肿胀度记入表 3-9-3。

【结果记录】

表 3-9-2　泼尼松龙和阿司匹林对小鼠痛阈的影响

鼠别	体重（g）	药物	剂量（ml）	用药前痛阈值（s）	用药后痛阈值（s）
甲					
乙					
丙					

表 3-9-3　泼尼松龙和阿司匹林对抗巴豆油合剂致炎作用的比较

鼠别	体重（g）	药物	剂量(ml)	左侧耳片重量（g）	右侧耳片重量（g）	耳片肿胀度（g）
甲						
乙						
丙						

【结果统计】　汇总全实验室结果，所得数据以均数±标准差表示。所有数据均用 SPSS 13.0 统计学软件进行处理，组间（用药组与对照组）差异比较采用 t 检验，$P<0.05$ 为差异有统计学意义。

【注意事项】

1. 本实验应控制实验室温度在 13～18℃。

2. 巴豆油合剂应均匀涂抹在耳郭前后两面。

3. 左右两耳所取耳片应一致。打下后应迅速称重，以免受外界温度影响而失重。

4. 涂致炎剂的部位应与取下的耳片相吻合，打孔器应锋利。

【思考题】　早期炎症实验方法有哪些？

实验 4　肝功能对药物作用的影响

【实验目的】

1. 观察小鼠肝功能损伤对丙泊酚作用的影响。

2. 了解肝脏在药物代谢中重要性。

【实验原理】　丙泊酚是一种快速强效的全身麻醉剂，其临床特点是起效快，持续时间短，苏醒迅速而平稳，不良反应少。肝脏生物转化丙泊酚是其主要的消除方式之一，因此，肝功能损伤极易使丙泊酚的体内消除受阻，从而使丙泊酚在体内的作用时间延长。

皮下注射四氯化碳后，肝组织内正常结构破坏明显，假小叶形成，甚至可见假小叶中央区出现出血性及凝固性坏死，致使肝脏正常代谢功能严重受损。

【实验对象】　小鼠。

【药品与器材】　10g/L 丙泊酚溶液、10%四氯化碳溶液、4%苦味酸溶液、哺乳动物手术器械等。

【实验步骤】

1. 实验前 24h 用 10%四氯化碳溶液 0.2ml/10g 皮下注射，损伤小鼠肝功能（实验室已事先造模）。

2. 取体重相近的正常及肝功能已损伤小鼠各 10 只，称重，以 4%苦味酸溶液作标记。并试其翻正反射是否存在（将小鼠仰卧位置于实验台上，若能恢复正常体位，为翻正反射存在，否则为翻正反射消失）。

3. 各小鼠按 0.1ml/10g 剂量腹腔注射 10g/L 丙泊酚溶液。

4. 记录小鼠自注射后至翻正反射消失到恢复的时间。

5. 将小鼠处死（用颈椎脱臼法），剖视其肝脏，观察形态改变。

【结果记录】　在表 3-9-4 中记录两组小鼠翻正反射消失到恢复的时间。

表 3-9-4　两组小鼠翻正反射消失到恢复的时间比较

组别	鼠号	翻正反射消失到恢复的时间（s）										
		1	2	3	4	5	6	7	8	9	10	$\bar{x} \pm s$
正常小鼠												
肝损小鼠												

【结果统计】　汇总全实验室结果，所得数据以均数±标准差表示。所有数据均用 SPSS 13.0 统计学软件进行处理，组间（正常小鼠及肝损小鼠）差异比较采用 t 检验，P <0.05 为差异有统计学意义。

【思考题】

1. 生物转化的两个步骤及其结果是什么？

2. 肝药酶对药物的生物转化与药物相互作用的关系如何？

实验 5　肝药酶诱导剂及抑制剂对戊巴比妥钠睡眠作用的影响

【实验目的】　以戊巴比妥钠催眠时间作为肝药酶体内活性指标，观察苯巴比妥及氯霉素对戊巴比妥钠催眠作用的影响，从而了解它们对肝药酶的诱导及抑制作用。

【实验原理】　苯巴比妥为肝药酶诱导剂，可诱导肝药酶活性，使戊巴比妥钠在肝微粒体的氧化代谢加速，药物浓度降低，表现为戊巴比妥钠药理作用减弱，即睡眠潜伏时间延长，睡眠持续时间缩短，而氯霉素则为肝药酶抑制剂，能抑制肝药酶活性，导致戊巴比妥钠药理作用增强，即睡眠潜伏时间缩短，睡眠持续时间延长。

【实验对象】　小鼠。

【药品与器材】　生理盐水、0.75%苯巴比妥钠溶液、0.5%氯霉素溶液、0.5%戊巴比妥钠溶液、天平、鼠笼、秒表、注射器（1ml）、注射针头等。

【实验步骤】

1. 肝药酶诱导剂对药物作用的影响

（1）取体重 18～22g 小鼠 4 只，随机分为甲、乙两组，每组 2 只。甲组小鼠腹腔注射 0.75%苯巴比妥钠溶液 0.1ml/10g，乙组小鼠腹腔注射生理盐水 0.1ml/10g，每天 1次，共 2 天。

（2）于第 3 天，给各小鼠腹腔注射 0.5%戊巴比妥钠溶液 0.1ml/10g，观察给药后小鼠的反应。记录给药时间、翻正反射消失和恢复的时间，计算戊巴比妥钠睡眠潜伏时间及睡眠持续时间，并比较两组小鼠的麻醉程度。

2. 肝药酶抑制剂对药物作用的影响

（1）取体重 18～22g 小鼠 4 只，随机分为甲、乙两组，每组 2 只。甲组小鼠腹腔注射 0.5%氯霉素溶液 0.1ml/10g，乙组小鼠腹腔注射生理盐水 0.1ml/10g。

（2）30min 后，给各小鼠腹腔注射 0.5%戊巴比妥钠溶液 0.1ml/10g，观察给药后小鼠的反应。记录给药时间、翻正反射消失和恢复的时间，计算戊巴比妥钠睡眠潜伏时间及睡眠持续时间，并比较两组小鼠的麻醉程度。

【结果记录】 在表 3-9-5、表 3-9-6 中分别记录各组小鼠戊巴比妥钠的麻醉时间。

表 3-9-5 肝药酶诱导剂对药物作用的影响

组别	编号	体重（g）	药物	剂量	戊巴比妥钠麻醉时间（min）		麻醉程度
					睡眠潜伏时间（给药～卧倒）	睡眠持续时间（开始卧倒～恢复）	
甲							
乙							

表 3-9-6 肝药酶抑制剂对药物作用的影响

组别	编号	体重（g）	药物	剂量	戊巴比妥钠麻醉时间（min）		麻醉程度
					睡眠潜伏时间（给药～卧倒）	睡眠持续时间（开始麻醉～恢复）	
甲							
乙							

【结果统计】 汇总全实验室结果，所得数据以均数±标准差表示。所有数据均用 SPSS 13.0 统计学软件进行处理，组间差异比较采用 t 检验，$P < 0.05$ 为差异有统计学意义。

【注意事项】

1. 睡眠潜伏时间为开始给药到小鼠翻正反射消失的间隔时间，睡眠持续时间为小鼠翻正反射消失至恢复的间隔时间。

2. 本实验过程中，室温不宜低于 20℃，否则戊巴比妥钠代谢减慢，使小鼠不易苏醒。

3. 氯霉素溶液有结晶析出时可在水浴中加热溶解。吸取氯霉素溶液的注射器应预先干燥，否则结晶易堵塞注射针头。

【思考题】

1. 什么是肝药酶诱导剂与抑制剂？

2. 试从理论上解释苯巴比妥及氯霉素对戊巴比妥钠睡眠时间的影响。

实验 6 碱化尿液对水杨酸钠经肾排泄的影响

【实验目的】 比较尿液酸碱值（pH）不同时对水杨酸钠排泄的影响。

【实验原理】 药物排泄与尿液 pH 有密切关系，弱酸性药物在酸性尿中非解离型多，易于再吸收，排泄较慢，在碱性尿中则再吸收少，排泄较快，弱碱性药物则正好相反。因此，通过改变尿液 pH 来改变药物的排泄率这一原理可运用于药物解毒，或用于增强药物的疗效。水杨酸钠为酚类化合物，能与 Fe^{3+} 生成紫色络合物，可在一定条件下比色测定。

【实验对象】 家兔，雄性。

【药品与器材】 3%戊巴比妥钠溶液，10%水杨酸钠溶液，10% $FeCl_3$ 溶液，4% $NaHCO_3$ 溶液，2mol/L HCl 溶液、0.9%NaCl 溶液，兔台，注射器（1ml、5ml、50ml），试管（10ml），量杯（100ml），量筒（10ml），导尿管，液体石蜡，胶布，记号笔，比色杯（0.5cm），pH 试纸，分光光度计等。

【实验步骤】

1. 插入导尿管　取雄性家兔 2 只（甲、乙），称重，由其耳缘静脉注射 3%戊巴比妥钠 1ml/kg，麻醉后俯卧位固定于兔台上，将导尿管尖端用液体石蜡润滑后从尿道口慢慢插入膀胱 8cm 左右，见有尿液滴出即可。用胶布将导尿管固定，导尿管另一端接量筒。

2. 改变尿液 pH

（1）用 pH 试纸测定两兔尿液 pH。给尿液 pH 较高的家兔由其耳缘静脉注射 4% $NaHCO_3$ 溶液 10ml/kg，10min 后再测其尿液 pH，使尿液 pH≥8，若 pH<8，再按上述剂量由其耳缘静脉再次注射 4% $NaHCO_3$ 溶液（碱化尿液）。尿液 pH 较低，家兔则由其耳缘静脉注射 0.9%NaCl 溶液 10ml/kg（作对照）。收集两兔尿液各 5ml 左右。

（2）两兔分别耳静脉注射 10%水杨酸钠溶液 1.5ml/kg，记录注射时间。随后两兔均由耳缘静脉注射 0.9% NaCl 溶液 10ml/kg，收集 30min 内的尿量（最后轻压下腹部，使膀胱内的积尿排尽），记录总尿量。

【观察项目及结果计算】

1. 水杨酸钠定量

（1）标准曲线制备：精密称取水杨酸钠 10mg 置 10ml 量筒中，以蒸馏水稀释至相应刻度，分别精密量取 0.4ml、0.8ml、1.2ml、1.6ml、2.0ml 置 10ml 量筒中，加蒸馏水至相应刻度，使浓度分别为 0.04mg/ml、0.08mg/ml、0.12mg/ml、0.16mg/ml、0.20mg/ml。取试管 6 支，1 号管加入 6ml 蒸馏水，其余管加入不同浓度的水杨酸钠标准液，各管再依次加入 2mol/L HCl 溶液 0.3ml、10% $FeCl_3$ 溶液 0.6ml，显色后用分光光度计（520nm 波长处）比色，以 1 号管为空白管调零点，测定各管吸光度（A），以浓度（C）为横坐标，A 为纵坐标，即得标准曲线。

（2）样品测定：取试管 2 支，分别加入用药前和用药后的尿液 0.5ml，再各加入蒸馏水 5.5ml、2mol/L HCl 溶液 0.3ml、10% $FeCl_3$ 溶液 0.6ml，显色后用分光光度计（520nm 波长处）测定吸光度。

以用药后测得的吸光度（A_2）减去用药前测得的吸光度（A_1），得到的差值查标准曲线，可得尿药浓度（mg/ml），最后求得总尿量中水杨酸钠的含量（mg）。

2. 按式（3-9-9）计算总尿量中水杨酸钠的含量

药物总量（mg）=尿药浓度（mg/ml）×尿量（ml）×12（稀释倍数）　　（3-9-9）

3. 在表 3-9-7 中记录甲、乙两兔的总尿量中水杨酸钠的含量。

表 3-9-7　甲、乙两兔总尿量中水杨酸钠含量的比较

兔别	尿液 pH	尿药浓度（mg/ml）	尿量（ml）	药物总量（mg）
甲				
乙				

【结果统计】　汇总全实验室结果（30min 水杨酸钠排出总量），所得数据以均数±标准差表示。所有数据均用 SPSS 13.0 统计学软件进行处理，组间差异比较采用 t 检验，$P<0.05$ 为差异有统计学意义。

【注意事项】

1. 本实验需多次静脉注射，应注意保护家兔耳缘静脉。

2. 插导尿管动作应轻柔，避免损伤性尿闭。

【思考题】 体液 pH 对弱酸性及弱碱性药物跨膜转运的影响有何临床意义？

实验 7 血管收缩药及血管扩张药对局部麻醉药麻醉时间的影响

【实验目的】 观察血管收缩药及血管扩张药对普鲁卡因局部麻醉时间的影响。

【实验原理】 普鲁卡因能使细胞膜稳定，降低其对离子的通透性，从而产生局部麻醉作用。在临床上，常局部注射局部麻醉药用于浸润麻醉、传导麻醉、蛛网膜下腔麻醉和硬膜外麻醉。普鲁卡因对周围血管有明显的直接扩张作用，容易被吸收进入血液，且麻醉持续时间短，为减少吸收延长药效，减少毒副作用，临床上常加入少量的血管收缩药如肾上腺素[1：（200 000～500 000）]延长局部麻醉时效。因此，局部血管的舒缩性能影响麻醉药物吸收的快慢。临床上可以根据不同的需要选用相应的药物与麻醉药配伍注射，能够较好地控制对患者的麻醉时间。

【实验对象】 小鼠。

【药品与器材】 0.5%盐酸普鲁卡因溶液、1：250 000 肾上腺素溶液、1：250 000 去甲肾上腺素溶液、1：250 000 酚妥拉明溶液、75%乙醇溶液、注射器、注射针头、计时器、加样枪（5ml、20μl、200μl、1000μl）、小鼠固定器等。

【实验步骤】

1. 选取年龄相同，体型相当的小鼠 12 只，随机将 12 只小鼠分成 A、B、C、D 四组，每组各 3 只。

2. 用小鼠固定器将小鼠固定，将小鼠两臀部被毛剪干净，用 75%乙醇溶液消毒后，针刺测试其痛觉反射。

3. A、B、C、D 四组小鼠的两侧臀部分别用 0.5%盐酸普鲁卡因溶液、含有 1：250 000 肾上腺素溶液的 0.5%盐酸普鲁卡因溶液、含有 1：250 000 去甲肾上腺素溶液的 0.5%盐酸普鲁卡因溶液和含有 1：250 000 酚妥拉明溶液的 0.5%盐酸普鲁卡因溶液，各皮下注射 1ml 相应药物（左右两侧各 0.5ml）。

4. 针刺后，观察小鼠的缩腿反射程度并与用药前比较，随着给药时间的推移，观察每一时间的缩腿反射变化，当小鼠不会再产生缩腿反射时，痛觉消失。

【观察项目与结果记录】

1. 注射后分别在 1min、2min、5min 以针刺测试其注射部位的痛觉反射，并做相应的记录。以后每 5min 测试一次。比较四种药液的麻醉作用维持时间及注射部位皮肤颜色有何不同。

2. 在表 3-9-8 中记录各组小鼠痛觉反射的测试结果。

3. 比较四种药液的麻醉作用维持时间及注射部位皮肤颜色有何不同。

【注意事项】

1. 小鼠臀部注射部位要选择适当，应选无炎症、硬结或压痛处。

2. 使用的注射针头不宜太粗，避免药液注射后从注射孔流出。

3. 注射后可用棉球按压注射部位。

【思考题】

1. 局部麻醉药的作用机制是什么？

2. 局部麻醉药吸收过量引起的不良反应有哪些？

表 3-9-8　缩血管及扩血管药物对小鼠大腿痛觉反射的影响

		A 组		B 组		C 组		D 组	
		左腿	右腿	左腿	右腿	左腿	右腿	左腿	右腿
用药前反应	0min								
	1min								
	2min								
	5min								
用药后反应	10min								
	15min								
	20min								
	25min								
	30min								
痛觉消失时间（t）									

3. 肾上腺素与麻醉药配伍使用的临床意义是什么？

实验 8　局部麻醉药的麻醉作用及毒性比较

一、蛛网膜下腔阻滞麻醉（脊椎麻醉）

【实验目的】　观察脊椎麻醉的表现。

【实验原理】　脊椎麻醉是临床上常用的一种局部麻醉方法。脊椎麻醉可暂时、完全、可逆性地阻断神经冲动的产生和传导，并使局部痛觉暂时消失，但对用药机体意识状态和其他组织并无损伤性的影响。

【实验对象】　家兔，雄性。

【药品与器材】　2%盐酸普鲁卡因溶液、浸有乙醇溶液的棉球、碘酊棉球、剪刀、注射器（2ml）、穿刺针头（7 号）等。

【实验步骤】

1. 取家兔 1 只，称重，观察家兔的正常活动情况（如四肢站立、行走的姿态，并用针刺其后肢测试有无痛觉反射）。

2. 剪去其背部近腰部处（面积约 5cm×5cm）被毛。术者使家兔作自然侧卧式，将其四肢固定在一起，尽量使其头尾向腹侧屈曲，然后在剪毛处先以碘酊棉球消毒，干后再用浸有乙醇溶液的棉球擦拭进行脱碘。

3. 在家兔背部髂骨脊连线之中点稍下方摸到第 7 腰椎间隙（第 1 腰椎与第 1 骶椎中间），插入腰椎穿刺针头，刺中蛛网膜下腔时，可感觉家兔身体抖动。即刻注入 2%盐酸普鲁卡因溶液 0.3ml/次，继续观察家兔活动情况，并测定后肢的痛觉反射，记录麻醉开始时间和作用时间。

【结果记录】　在表 3-9-9 中记录各观察项目结果。

表 3-9-9　家兔活动情况、痛觉反射、麻醉开始时间和作用时间记录表

动物	体重（kg）	普鲁卡因剂量（ml）	四肢活动情况	痛觉反射	麻醉开始时间	麻醉持续时间	活动状态
家兔							

【注意事项】　刺中蛛网膜下腔时，必须严格固定家兔，以免其挣扎而损害脊髓。

二、两种局部麻醉药的毒性比较

【实验目的】　比较两种局部麻醉药（普鲁卡因、丁卡因）的毒性作用。

【实验原理】　局部麻醉药吸收入血并达到足够浓度，可影响全身神经和肌肉的功能，出现毒性反应，主要表现在中枢神经系统及心血管系统。局部麻醉药对中枢神经系统的表现为中枢先兴奋后抑制，最后转入昏迷、呼吸麻痹；对心血管系统可有膜稳定作用，表现为心肌收缩能力减弱、不应期延长、传导减慢及血管平滑肌松弛等。丁卡因属酯类长效局部麻醉药，起效快，其穿透力、局部麻醉作用及毒性均比普鲁卡因强。

【实验对象】　小鼠。

【药品与器材】　1%盐酸普鲁卡因溶液、1%盐酸丁卡因溶液、天平、注射器（1ml）、注射针头（5 号）等。

【实验步骤】

1. 取小鼠 2 只、称重，标记。观察并记录其呼吸及活动情况。

2. 甲鼠腹腔注射 1%普鲁卡因溶液 0.2ml/10g，乙鼠腹腔注射 1%丁卡因溶液 0.2ml/10g。

【观察项目与结果记录】　观察比较腹腔注射前后两鼠呼吸及活动情况有何差异，并记入表 3-9-10。

表 3-9-10　普鲁卡因溶液、丁卡因腹腔注射前后两鼠呼吸频率及活动情况比较

鼠别	体重（g）	药物	剂量（ml）	给药前		给药后	
				呼吸（次/min）	活动情况	呼吸（次/min）	活动情况
甲							
乙							

【思考题】

1. 局部麻醉药应具备什么条件？

2. 脊椎麻醉有何临床意义？

3. 比较普鲁卡因和丁卡因的药理作用和临床应用的特点。

实验 9　镇静催眠药对中枢兴奋药的协同和对抗作用

【实验目的】

1. 通过实验认识药物相互作用的协同作用和拮抗作用。

2. 学习镇静催眠药的筛选方法。

【实验原理】　药物相互作用的方式主要体现在药动学方面及药效学方面,前者主要影响血药浓度,后者主要影响受体及其作用环境。药物相互作用的性质主要包括协同、相加及拮抗三种。镇静催眠药依剂量的递增而表现为镇静、催眠及麻醉作用。镇静催眠药合用作用加强,且可对抗中枢兴奋药引起的惊厥行为。目前苯二氮䓬镇静催眠药几乎已完全取代了巴比妥类等传统镇静催眠药。尼可刹米及二甲弗林则为目前较为常用的对呼吸中枢有直接兴奋作用的药物,可用各种原因引起的呼吸抑制。

【实验对象】　小鼠。

【药品与器材】　0.04%地西泮溶液、0.2%戊巴比妥钠溶液、2.5%尼可刹米溶液、注射器、天平、钟罩等。

【实验步骤】

1. 取性别相同,体重相近的小鼠5只,称重并编号。①1号鼠腹腔注射0.04%地西泮溶液0.2ml/10g。②2号鼠腹腔注射0.2%戊巴比妥钠溶液0.2ml/10g。③3号鼠先腹腔注射0.04%地西泮溶液0.2ml/10g,10min后,再腹腔注射0.2%戊巴比妥钠溶液0.2ml/10g。④4号鼠皮下注射2.5%尼可刹米溶液0.2ml/10g。⑤5号鼠先腹腔注射0.04%地西泮溶液0.8mg/10g,10min后再皮下注射2.5%尼可刹米溶液0.2ml/10g。

2. 将5只鼠分别置于钟罩内,比较所出现的药物反应及最终结果。

【观察项目】　给药后,观察小鼠自主活动及镇静催眠药的催眠作用。

1. **小鼠自主活动**　在评价药物对中枢神经系统的影响方面有重要意义。动物的自主活动情况反映其中枢神经系统的功能状态,兴奋时活动次数增加,抑制时活动次数减少,所以小鼠自主活动是评价中枢神经系统兴奋状态的一项重要指标。

2. **镇静催眠药的催眠作用**　观察并记录睡眠潜伏期及睡眠时间。以翻正反射的消失作为判断镇静催眠药催眠起作用的指标。

【结果记录】　在表3-9-11中记录各小鼠自主活动、睡眠潜伏期及睡眠时间。

表3-9-11　小鼠自主活动、睡眠潜伏期及睡眠时间比较

鼠号	自主活动	睡眠潜伏期(s)	睡眠时间(s)
1			
2			
3			
4			
5			

【结果统计】　汇总全实验室结果(睡眠潜伏期及睡眠时间),所得数据以均数±标准差表示。所有数据均用SPSS 13.0统计学软件进行处理,组间差异比较采用t检验,$P<0.05$为差异有统计学意义。

【注意事项】

1. 注射药物比较多,每次注射之前应充分洗净注射器,以免影响药效。

2. 镇静催眠药均属于中枢抑制药,动物实验时其作用往往不能区分。镇静作用指标主要是自发活动减少;催眠作用则以动物的共济失调为指标,当环境安静时,可以逐渐入睡。翻正反射的消失可以代表催眠作用起效,又可反映镇静催眠药的麻醉作用。

3. 实验环境需安静，室温以 20～25℃为宜。

【思考题】

1. 在合并用药过程中各药可以通过哪几种方式发生相互作用，引起哪几种后果？

2. 给小鼠预先注射地西泮对于戊巴比妥钠和二甲弗林的药理作用各有何种影响？

3. 如何评价两个作用相似的药物相互作用的性质（协同、相加或拮抗作用）？

实验 10　三种作用于传出神经系统的未知药物的初步辨别

【实验目的】

1. 通过药物辨别实验，初步学习药理实验设计的思路及方法。

2. 深入掌握三个重要的传出神经系统药物的作用特点，加深对 α、β 肾上腺素受体激动剂和阻滞剂药理作用的理解。

3. 观察酚妥拉明对肾上腺素的心血管作用的影响，掌握"肾上腺素作用的翻转"的概念及意义。

【实验原理】　肾上腺素、去甲肾上腺素、异丙肾上腺素可分别作用于α/β、α 及 β 肾上腺素受体，产生心血管效应，此效应可被 α 或 β 受体阻滞剂所阻断。酚妥拉明为α 受体阻滞剂，能阻断去甲肾上腺素与血管收缩有关的 α 肾上腺素受体；能阻断肾上腺素与血管收缩有关的 α 肾上腺素受体，而对其与血管舒张有关的 β 肾上腺素受体无阻断作用，可将肾上腺素的升压作用翻转为降压作用。普萘洛尔为 β 受体阻滞剂能阻断异丙肾上腺素与血管舒张有关的 β 肾上腺素受体；能阻断肾上腺素与血管舒张有关的 β 肾上腺素受体，而对其与血管收缩有关的 α 肾上腺素受体无阻断作用。此三种传出神经系统药物给肾上腺素受体阻滞剂前后动脉血压的变化见图 3-9-1。

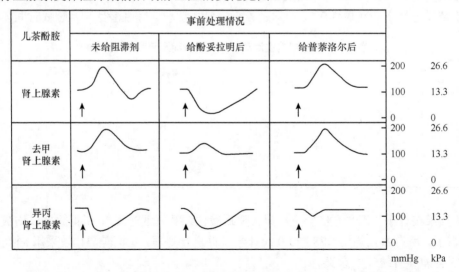

图 3-9-1　三种传出神经系统药物给肾上腺素受体阻滞剂前后动脉血压的变化

【实验对象】　家兔。

【药品与器材】　25%氨基甲酸乙酯溶液、肝素溶液、0.1%甲磺酸酚妥拉明溶液、0.1%盐酸普萘洛尔溶液、生理盐水溶液、0.001% A 溶液、0.001% B 溶液、0.001% C 溶液、BL-420N 系统、兔台、压力传感器、心电图导联线、止血钳、手术剪刀、眼科剪、动脉夹、动脉套管、注射器、丝线、线绳、纱布块等（A、B、C 为肾上腺素、去甲肾上腺素、异丙肾上腺素，不一一对应）。

【实验步骤】

1. 取家兔 3 只，分别称重后，分为 A、B、C 三组，均由其耳缘静脉缓慢注射 25% 氨基甲酸乙酯溶液（4ml/kg）进行麻醉。

2. 将家兔仰卧位固定于兔台上，剪去其颈部正中被毛，以备颈部手术切口。

3. 分别行气管分离术，颈总动脉分离术（分离左侧颈总动脉），气管插管术（气管插管、固定），颈总动脉插管术（左侧颈总动脉插管并记录血压变化）。

4. 取针头 3 枚，分别插入家兔右前肢、右后肢、左后肢踝部皮下。将心电导联线按右前肢（白）、右后肢（黑）、左后肢（红）的顺序接于针头上，再将导线（电极）另一端连接 BL-420N 面板 1 通道。以 II 导联描记一段正常心电图。

5. 缓慢给家兔注射 0.001% A 溶液/0.001% B 溶液/0.001% C 溶液，给药剂量均为 0.5ml/kg，观察并记录动脉血压及心电图曲线的变化。

6. 待家兔血压恢复正常后，注射 0.1%甲磺酸酚妥拉明溶液或 0.1%盐酸普萘洛尔溶液（0.5ml/kg），10min 后，再注射 0.001% A 溶液/0.001% B 溶液/0.01% C 溶液（0.5ml/kg），观察并记录血压及心电图变化。

三种未知药物及酚妥拉明和普萘洛尔给药方案和顺序请同学们自行设计。

在表 3-9-12 中记录三种未知药物及肾上腺素受体阻滞剂分别加三种未知药物给药前后动脉血压的变化，辨别三种药物。

表 3-9-12　三种未知药物给肾上腺素受体阻滞剂前后血压的变化

组别	未给阻滞剂 血压（mmHg）		酚妥拉明 血压（mmHg）		普萘洛尔 血压（mmHg）	
	前	后	前	后	前	后
A						
B						
C						

【注意事项】

1. 手术过程应尽量减少出血，以免引起血压降低。

2. 分离颈动脉时动作要轻柔谨慎，不可损伤神经组织。

【思考题】

1. 说明对未知药物的辨别依据分别是什么？

2. 比较三种肾上腺素受体激动剂对血压、心脏的作用特点。给不同肾上腺素受体阻滞剂后，三种药物作用的变化有何不同？

实验 11　有机磷酸酯类中毒、解救及胆碱酯酶活性测定

【实验目的】　通过对有机磷酸酯类中毒的症状以及阿托品和碘解磷定解救作用的

观察，从整体水平和分子水平了解内源性神经递质-乙酰胆碱对 M 胆碱受体的作用。

【实验原理】　　有机磷酸酯类通过难逆性抑制胆碱酯酶活性，使内源性递质乙酰胆碱在体内堆积，产生中毒症状，由于乙酰胆碱作用广泛，其症状表现可表现为 M 样症状、N 样症状及中枢症状。M 受体阻滞剂阿托品能解除中毒时的 M 样症状，而胆碱酯酶复活药碘解磷定对 M 及 N 样症状均有效。两者合用可提高解毒效果。

有机磷酸酯类中毒程度及胆碱酯酶复活药解救疗效亦可通过测定胆碱酯酶活性的变化来反映。血及组织中胆碱酯酶使乙酰胆碱水解成胆碱和乙酸，未被分解的剩余乙酰胆碱与羟胺作用生成乙酰羟胺，再与铁离子在酸性溶液中形成棕色复合物，根据颜色深浅推算出酶的活性。

【实验对象】　　家兔。

【药品与器材】　　0.5%硫酸阿托品溶液，2.5%碘解磷定溶液，1% O,O-二甲基-O-（2,2-二氯乙烯基）磷酸酯（敌敌畏）溶液，胆碱酯酶测定试剂盒，注射器（1ml、2ml、10ml），抗凝试管，非抗凝管，干棉球，浸有乙醇溶液的棉球，小烧杯，加样器（250μl），加样器，记号笔等。

【实验步骤】

1. 称重与观察　　取体重 2.5～3kg 家兔 1 只并称重，观察并记录活动情况，呼吸（频率、有无呼吸困难），瞳孔大小，唾液分泌，大小便，肌力及有无肌震颤等。

2. 正常血样采集　　用浸有乙醇溶液的棉球擦拭家兔耳缘静脉，当其充血明显时，用刀片横断耳缘静脉使血液（0.5～1ml）自然流入抗凝试管中，并轻轻地振荡试管，防止凝血，供测正常胆碱酯酶活性。

3. 家兔中毒模型复制与血样采集　　给家兔肌内注射 1%敌敌畏 0.6ml/kg，观察并记录其中毒症状。待其中毒症状明显时，依步骤 2 采血供测中毒后胆碱酯酶活性。然后，立即静脉注射 0.5%硫酸阿托品溶液 0.3ml/kg 和碘解磷定 2.7ml/kg，观察并记录中毒症状有何变化，在症状改善明显时，再次重复步骤 2 采血，供测给解救药后胆碱酯酶活性。

4. 胆碱酯酶活性测定

1）将以上试管内的血样离心（3500r/min）10min，取血液 0.05ml，测定胆碱酯酶（CHE）活性（U/ml）。单位定义：1ml 血浆在 37℃和底物作用 20min，分解 1μmol 乙酰胆碱为1U）。

2）取 5 支试管，按下列步骤加样（表 3-9-13）：混匀，离心（3000～3500r/min）10min，取上清液，于分光光度计（520nm 处）比色，测定吸光度（A）。计算公式如下

$$CHE_{活性}（U/ml）=\frac{A_{对照}-A_{测定}}{A_{对照}}\times 8\times\frac{1}{0.05} \tag{3-9-10}$$

式中，8 即标准品浓度为 8μmol/ml；0.05 即取样量为 0.05ml。

表 3-9-13　胆碱酯酶活性测定加样顺序

	测定管（×3）	对照管	空白管
血液样品（ml）	0.05	—	—
蒸馏水（ml）	—	0.05	0.3

续表

	测定管（×3）	对照管	空白管
8μmol/ml 乙酰胆碱应用液（ml）	0.25	0.25	—
试剂 1（ml）	0.5	0.5	0.5
混匀，37℃水浴 20min			
试剂 2（ml）	1.0	1.0	1.0
试剂 3（ml）	0.5	0.5	0.5
试剂 4（ml）	0.25	0.25	0.25
试剂 5（ml）	0.5	0.5	0.5

注：测定管（×3）表示分别在中毒前、中毒后及解救后的三个时间点采血测定胆碱酯酶活性；试剂1～5为胆碱酯酶测定试剂盒中的检测试剂

【结果统计】　汇总全实验室结果[CHE 活性（U/ml）]，所得数据以均数±标准差表示。所有数据均用 SPSS 13.0 统计学软件进行处理，组间差异比较采用 t 检验，$P<0.05$ 为差异有统计学意义。检验敌敌畏中毒后与中毒前、用解救药物后与中毒时差异是否有统计学意义。

【思考题】

1. 测定胆碱酯酶活性有何意义？

2. 从本实验结果分析乙酰胆碱的作用。

实验 12　急性百草枯中毒及其解救

【实验目的】　观察急性百草枯中毒的表现以及姜黄素和维生素 B_1 的解救作用，并分析其可能的解救机制。

【实验原理】　百草枯（paraquet，PQ），又称"甲基紫精"，是目前世界范围内广泛使用的有机杂环类接触性脱叶剂及除草剂，对人、畜有较强的毒性。因其除草效果良好、土壤残留毒性小，而被广泛应用于农业生产。百草枯具有致死剂量小，组织扩散强等特点，药物进入体内后可迅速分布至体内多个脏器，严重者可出现多个脏器功能损害，其中肺纤维化损伤，导致严重的呼吸衰竭，是百草枯中毒死亡的主要原因。百草枯所致肺纤维化损伤的中毒病理表现为早期肺泡上皮细胞损伤，肺泡内出血水肿，炎症细胞浸润。晚期则出现肺内和肺间质纤维化，这种表现被命名为"百草枯肺"。

急性百草枯中毒死亡率极高，给社会、家庭带来极大的威胁。同时也是急危重症专业临床工作者面临的巨大挑战。目前运用于临床的各种方法疗效均不确切。各国尝试研究治疗百草枯中毒多年，但至今尚未发现特效解毒剂，一些特效的治疗尚处于研究阶段。因此，研发百草枯中毒的有效解救药物，对降低百草枯急性中毒的致死率、提高存活率具有重要的临床意义。

目前，抗氧化药物（维生素 C、维生素 E、谷胱甘肽等）对急性百草枯中毒的疗效已基本得到公认。姜黄素及维生素均具有较强的抗氧化作用，观察两药对急性百草枯中毒的解救作用，分析其抗氧化作用对急性百草枯中毒的解救机制，有助于开发急性百草枯中毒的有效解救药物。

【实验对象】 家兔。

【药品与器材】 20%百草枯溶液，10%姜黄素溶液，10%维生素 B₁ 溶液，生理盐水，新鲜白菜，哺乳动物手术器械，皮肤缝合针，注射器（5ml、10ml、20ml），刀片，胶布，烧杯（100ml、250ml），张力换能器，BL-420N 系统，水检压计，细线，穿刺针头，软质塑料管，计时表等。

【实验步骤】

1. 取家兔 40 只，称重，分为正常对照组、百草枯中毒组、百草枯+姜黄素注射组、百草枯+维生素 B₁ 注射组（每组各 10 只）。观察并记录每组家兔的活动情况、呼吸（频率、幅度、节律是否均匀）、胸膜腔负压。

2. 给正常对照组的家兔食用新鲜白菜，给百草枯中毒组、百草枯+姜黄素注射组、百草枯+维生素 B₁ 注射组的家兔食用加有 20%百草枯溶液（30mg/kg）的新鲜白菜，使其出现百草枯中毒症状，待其症状明显后，观察并记录步骤 1 中的各项指标。

3. 待百草枯中毒症状明显后，给百草枯+姜黄素注射组、百草枯+维生素 B₁ 注射组的家兔分别注射 10%姜黄素溶液（200mg/kg）、10%维生素 B₁ 溶液（200ml/kg），给正常对照组、百草枯中毒组的家兔分别注射等量生理盐水，观察并记录步骤 1 中的各项指标。

附：呼吸运动的描记与胸内负压的记录

（1）在家兔胸廓活动最明显处用皮肤缝合针缝一细线，将细线的另一端垂直系于张力换能器感应片小孔上，张力换能器与 BL-420N 面板 1 通道相连，记录呼吸运动。打开 BL-420N 系统，选择"实验项目→呼吸实验→呼吸运动调节"项。

（2）在家兔右胸第 4～5 肋间间隙，作长约 2cm 的皮肤切口。将水检压计的穿刺针头在家兔第 5 肋骨上缘顺肋骨方向斜插入胸膜腔内，插入深度有落空感即可。用胶布将穿刺针头尾固定于家兔胸部皮肤上，以防穿刺针头移位或滑出。穿刺针头的尾端用软质塑料管连于水检压计，以测定和记录家兔胸膜腔内压的变化。

【观察项目与结果记录】 观察记录活动情况，在表 3-9-14 中记录家兔呼吸、胸膜腔负压、毒死率及存活率。

表 3-9-14 家兔呼吸、胸膜腔负压、毒死率及存活率比较

组别	呼吸（次/分）	胸膜腔负压（mmH₂O）	毒死率（%）	存活率（%）
正常对照组				
百草枯中毒组				
百草枯+姜黄素注射组				
百草枯+维生素 B₁ 注射组				

【结果统计】 汇总全实验室结果，所得数据以均数±标准差表示。所有数据均用 SPSS 13.0 统计学软件进行处理，组间差异比较采用 t 检验，多组间均数比较采用单因素方差分析。两组间率的比较用 χ^2 检验。$P < 0.05$ 为差异有统计学意义。

【思考题】

1. 百草枯的体内作用过程有何特点？

2. 抗氧化剂解救急性百草枯中毒的可能机制有哪些？

第四部分 医学机能学设计性实验

设计性实验课程的目的是充分调动学生的学习主动性、积极性和创造性，并把所学的基础医学知识综合地应用于课题的立项、设计、实施、结果分析和论文撰写。设计性实验根据其实验自行设计程度和时间跨度可分为扩展性设计实验和自行设计性实验两类。

第一章 扩展性设计实验

多学科扩展性设计实验是指在教师指定的实验平台条件下，完成从实验设计、实验操作到结果分析与论文撰写的全过程。实验操作过程基本在一次实验课内完成，然后再安排一次以小组为团队的结果汇报与讨论。例如，以家兔失血性休克作为扩展性设计实验的主题，学生可自行设计休克实验方案，包括家兔的失血程度、抢救措施（药物施加的方式）、实验观察指标等。设计方案经教师同意后，在实验课完成实验操作和结果分析等过程，用多媒体汇报并讨论实验结果。

一、扩展性设计性的基本步骤

1. 立题 以实验小组为单位，根据以往学习的实验相关生理学、药理学及病理生理学知识，或查阅有关文献资料，由小组集体酝酿、讨论实验的多种因素（包括各种不同理化环境或药物、效应观察项目及指标）。但是，一定要注意动物实验立题的科学性、目的性和在现有的条件下所具有的可操作性。同时，也提倡实验思路的新颖和独特性。

2. 方案设计的格式与内容 每个实验小组在立题基础上，写出动物实验的设计方案。实验设计方案的内容应详细和具有可操作性，具体的内容和格式要求如下：①题目；②立题依据（实验的目的、原理）；③实验对象（品种、体重、数量）；④实验器材（型号、规格和数量）与药品（规格、剂型和使用量），包括特殊仪器与药品需要（器材型号、规格和数量与药品规格、剂型和使用剂量）；⑤基本实验过程（方法和操作步骤）以及观察指标；⑥实验观察结果记录表格；⑦预期结果；⑧注明参阅文献资料。

二、扩展性设计性实验的时间节点

1. 完整、详细的实验设计方案必须在实验课的前1周完成，设计方案不合格者将取消实验资格。

2. 实验操作时间必须控制在1天以内。

3. 1周后以小组为单位用多媒体汇报实验结果和讨论分析。

实验1 探究坐骨神经电阻、神经冲动传导速度及动作电位不应期影响因素的扩展性设计实验

【实验目的】

1. 探究影响蛙坐骨神经电阻、神经冲动传导速度及动作电位不应期的多种因素。

2. 观察蛙坐骨神经电阻、神经冲动传导速度及动作电位不应期在各种因素作用下的变化规律，并分析其机制。

3. 学会神经干动作电位传导速度的测定方法，加深对动作电位产生及传导机制的理解。

【实验原理】 神经干能够传导冲动，根据局部电流学说，可以把神经干看作一段电阻，可以尝试用测量一般电阻的方法测定神经干电阻。动作电位在神经纤维上的传导速度主要取决于神经纤维的直径、有无髓鞘、环境温度等因素。蛙坐骨神经干的传导速度为 35~40m/s。通过测定长度，并用 BL-420N 系统测出时间间隔 (t)，就可以计算出传导速度 (v)。神经干的不应期可以用 BL-420N 系统自动测定。神经冲动的传导可以看成神经干上的电流，其传导速度可受到神经干所处环境条件及药物影响而发生改变。

【实验对象】 蟾蜍或牛蛙。

【扩展性设计要求】 运用蛙离体坐骨神经标本，自行设计影响蛙坐骨神经电阻、神经冲动传导速度及动作电位不应期的多种因素，确立坐骨神经电阻、神经冲动传导速度及动作电位不应期的观察项目或指标，记录实验结果。

【药品与器材】 清水、林格液、蛙手术器械、BL-420N 系统、标本屏蔽盒、刺激电极、记录电极、直尺等。

【基本实验步骤】

1. 制备坐骨神经干标本 标本制备方法与坐骨神经腓肠肌标本制备方法大体相同，但无须保留股骨和腓肠肌。神经干应尽可能分离得长一些。要求上自脊椎附近的主干，下沿腓总神经与胫神经一直分离至踝关节附近。

2. 连接实验装置 记录电极连接到主机 BL-420N 系统面板 1 通道或 2 通道，刺激电极连接刺激输出接口。

3. 调试仪器 打开计算机，进入 BL-420N 系统主界面，在菜单栏选择"实验项目→神经肌肉→神经干动作电位或动作电位传导速度、不应期测定"实验模块。可适当调节增益和扫描速度直至出现较理想的波形。

【注意事项】

1. 神经干分离过程中，谨慎勿损伤神经组织，以免影响实验效果。

2. 标本屏蔽盒内不要放过多的林格液，以免电解质在刺激电极与记录电极之间形成"短路"，使刺激伪迹过大。

3. 须避免连接错误或接触不良，注意地线的连接。

【讨论分析】

1. 对实验目的、设计原理进行阐释，实验结果进行总结与归纳。

2. 对实验中不同药物使用后的各种观察指标变化进行分析，探讨其变化的发生机制。

3. 如实验结果不理想，请分析其失败的原因和提出改进的措施。

实验 2 探究未知传出神经系统药物的扩展性设计实验

【实验目的】 观察未知传出神经系统药物对离体家兔小肠平滑肌标本的作用，判断未知药物属于哪一类别。

【实验原理】 家兔小肠平滑肌（肠壁、括约肌）上存在 α、β、M 受体，肾上腺素等能激动肠平滑肌 α、β 受体，使肠壁平滑肌舒张，蠕动减弱，而乙酰胆碱等可激动 M 受体的药物能使肠壁平滑肌收缩，蠕动增强，但此作用可被阿托品等 M 受体阻滞剂所阻断。

【实验对象】 家兔。

【扩展性设计要求】 利用离体家兔小肠标本及已知药物，自行设计实验方案、离体小肠平滑肌舒缩功能观察项目及指标，记录实验结果，以鉴别未知药物的类别。

【药品与器材】 台氏液、25%氨基甲酸乙酯溶液、0.01%乙酰胆碱溶液，哺乳动物手术器械、恒温灌流浴槽、张力传感器、铁支架、双凹夹、烧杯、注射器、兔台、BL-420N 系统、培养皿、温度计等。

【基本实验步骤】

1. 将恒温灌流浴槽装好，浴槽盛有 38℃台氏液，通入空气供氧（以气泡刚能数清为宜）。

2. 将家兔用 25%氨基甲酸乙酯溶液静脉麻醉，仰卧位固定于兔台上，剪去上腹部的毛，沿正中线切开腹腔，靠十二指肠附近取出一段 3～4cm 的小肠，放入台氏液中，用装有台氏液的注射器将肠内容物冲干净，剪去肠系膜。再将肠管剪成 1.5～2cm 的肠段备用。

3. 取离体小肠一段，将肠管两端用线结扎，安装在恒温灌流浴槽中，下端固定于浴槽底部，上端与张力传感器相连，张力传感器与计算机 BL-420N 系统面板 1 通道相接。适当调节传感器的高度，使其与标本间连线的松紧度合适。

4. 启动计算机，进入 BL-420N 系统主界面，在菜单栏选择"实验项目→消化实验→消化道平滑肌生理特性"实验模块。

【注意事项】

1. 实验前必须先准备好更换用的 38℃台氏液。

2. 每次加药出现效应后，必须立即更换浴槽内的台氏液，至少 3 次，且保持液面高度相同。待肠管恢复正常活动后再进行下一项实验。

【讨论分析】

1. 对实验目的、设计原理进行阐释，实验结果进行总结与归纳。

2. 对实验中出现的各种观察指标变化进行分析，探讨其变化的发生机制。

3. 如实验结果不理想，请分析其失败的原因并提出改进的措施。

实验 3 探究氯丙嗪和乙酰水杨酸对体温不同影响的扩展性设计实验

【实验目的】 观察氯丙嗪和乙酰水杨酸对体温的不同影响，并分析其机制。

【实验原理】 氯丙嗪为抗精神失常药，可通过抑制体温调节中枢，使体温调节失灵，体温随环境温度的变化而变化，且氯丙嗪对正常及发热体温均有调节作用。乙酰水杨酸为解热镇痛药，可通过调节发热机体的产热及散热过程，使体温恢复到正常体温调定点37℃，而对正常体温无影响。

【实验对象】 大鼠或家兔。

【扩展性设计要求】 自行设计影响机体体温调节的不同因素，并确立检测实验动物体温的指标和检测方法，观察氯丙嗪和乙酰水杨酸对体温的不同影响，并分析其影响机制。

【药品与器材】 氯丙嗪、乙酰水杨酸、注射器、体温计等。

【基本实验步骤】

1. 记录实验动物正常体温。

2. 给予实验动物氯丙嗪和乙酰水杨酸。

3. 对实验动物施予不同处理因素。

4. 观察比较给予氯丙嗪或乙酰水杨酸后，家兔在不同处理因素下的体温变化情况。

【注意事项】 实验时室温要保持恒定。

【讨论分析】

1. 对实验目的、设计原理进行阐释，实验结果进行总结与归纳。

2. 对实验中出现的各种观察指标变化进行分析，探讨其变化的发生机制。

3. 如实验结果不理想，请分析其失败的原因并提出改进的措施。

实验4 探究血液凝固影响因素的扩展性设计实验

【实验目的】 探究影响血液凝固过程的多种因素，以加深了解血液凝固基本过程及加速或延缓血液凝固的更多因素。

【实验原理】 血液凝固是一种发生在血浆中由许多因子参与的复杂的生物化学连锁反应过程，可分为三个阶段：凝血酶原激活物形成，凝血酶原激活成凝血酶，纤维蛋白原转变为纤维蛋白。由于激发凝血反应的原因和凝血酶原复合物形成途径的不同，凝血过程可分为内源性和外源性两条途径。采用颈总动脉放血的方式取血，血液几乎未与组织因子接触，其发生的凝血过程基本上可以看作由血浆中凝血因子启动的内源性凝血。血液凝固过程受许多因素的影响，除凝血因子可直接参与凝血过程外，还可能受接触面光滑度、O_2/CO_2、电刺激、含碘造影剂等其他因素的影响。

【实验对象】 家兔。

【扩展性设计要求】 自主设计影响血液凝固过程的多种因素，观察指标，记录实验结果。

【药品及器材】 25%氨基甲酸乙酯溶液，3.8%枸橼酸钠溶液，生理盐水，哺乳动物手术器械，颈动脉插管，注射器（5ml、20ml），小试管，小烧杯（500ml）等。

【基本实验步骤】

1. 麻醉和固定 用25%氨基甲酸乙酯溶液注入家兔耳缘静脉（4g/kg），待其麻醉后，仰卧位固定在兔台上。

2. 手术 剪去家兔颈前部被毛，颈部正中作切口，分离出一侧颈总动脉，头端用线结扎阻断家兔血流，近心端用动脉夹夹闭动脉，在结扎线下方剪一斜行切口，向心方向插入动脉插管，予以结扎固定，备取血之用。

【注意事项】

1. 放血时，弃去家兔最先流出的血液，以免污染物抗血凝。

2. 判断凝血的标准要一致，一般以倾斜试管 45°血液不流动为标准。

【讨论分析】

1. 对实验目的、设计原理进行阐释，实验结果进行总结与归纳。

2. 对实验中出现的各种观察指标变化进行分析，探讨其变化的发生机制。

3. 如实验结果不理想，请分析其失败的原因并提出改进的措施。

实验 5　探究离体心脏功能影响因素的扩展性设计实验

【实验目的】　探究离体心脏功能的多种因素，观察心脏功能在多种影响因素作用下的变化规律，并分析其机制。

【实验原理】　离体心脏灌注模型是指将动物心脏取出胸腔，连接一个特定的灌流装置，用相应的缓冲液灌注其冠脉系统，使离体心脏在人工控制的条件下自主跳动或人工起搏下收缩与舒张。大鼠离体心脏模型主要分为两种：离体心脏灌注模型和工作心脏模型。这种模型的主要优点是不受神经-体液的调节，影响因素少，而且可控性强（如前负荷、后负荷、营养液成分、温度等均可调节）。因此，离体心脏灌注模型广泛运用于医学各领域生理、药理、生化等基础与临床相关科室的研究领域。

【实验对象】　大鼠。

【扩展性设计要求】　运用大鼠离体心脏模型，自行设计影响心脏功能的多种因素，确立心脏功能观察项目或心功能指标，记录实验结果。

【药品与器材】　3%戊巴比妥钠溶液、Krebs-Henseleit 缓冲溶液、95% O_2+5% CO_2 混合气体、1%肝素溶液、主动脉插管、灌流槽、恒温灌流浴槽、压力换能器、微电脑输液泵、压力传感器、微电极放大器、哺乳动物手术器械、台氏液、BL-420N 系统、微操作器、冷光源等。

【基本实验步骤】

1. 离体心脏灌注模型（逆行灌注）

（1）大鼠腹腔注射 3%戊巴比妥钠溶液（50mg/kg）麻醉，舌下静脉注射 1%肝素溶液抗凝（0.5ml/kg）（腹腔注射亦可，5000U/kg），开胸迅速取出心脏置于 4℃或室温下的 Krebs-Henseleit 缓冲溶液。

（2）大鼠心脏自主收缩与舒张可排出心腔内大部分血液，立即用两把眼科镊夹持大鼠主动脉，接上主动脉插管，此管道通过一调节栓接入可以调节灌注压的灌注管道。

（3）大鼠心尖部挂一个金属小钩连接 BL-420N 系统，可以测量心率，评价大鼠心功能。整个灌注系统及大鼠心脏周围用恒温灌流浴槽维持在 37℃左右。

（4）将一与聚乙烯塑料（PE）管连接的水囊由左心房插入左心室，PE 管接压力传感器至 BL-420N 系统，调节水囊内压至 5～10mmHg（1mmHg = 0.133kPa）（前负荷），通过水囊可以测定左心室发展压（developed pressure）及左心室内压上升速率（dp/dt）。

（5）灌流槽内常用 Krebs-Henseleit 缓冲溶液。Krebs-Henseleit 缓冲溶液成分：NaCl

118mmol/L，KCl 4.7mmol/L，无水 CaCl$_2$ 2.5mmol/L，无水 MgSO$_4$ 1.2mmol/L，KH$_2$PO$_4$ 1.2mmol/L，NaHCO$_3$ 25mmol/L，葡萄糖 11mmol/L，乙二胺四乙酸二钠（EDTA-Na$_2$）0.5mmol/L。灌注液以 95% O$_2$+5%CO$_2$ 气体充分饱和，使氧分压维持在 500～550mmHg，二氧化碳分压维持在 36～42mmHg，pH 为 7.38～7.46，灌注压一般在 90cmH$_2$O（1cmH$_2$O= 0.098kPa）。

（6）大鼠心脏恢复自主心跳后平衡灌注 15min，待大鼠心脏跳动平稳后便可开始实验。

（7）在药物实验中，可以将药物直接加入灌流槽内，或用微电脑输液泵从主动脉根部给药。挥发性药物（如挥发性麻醉药）可以使灌流液在一定浓度下饱和该药物，再行灌流。

离体心脏逆行灌模型最大的优点是简单而且相对稳定（只要灌流压和灌流液恰当）。然而，它不完全符合生理，其本质是主动脉逆行灌流，心脏是空收缩，没有起到泵的作用，而且没有前负荷。将一水囊置于左心室，使心脏有了一些前负荷，另外通过水囊还可以测定左心室发展压及 dp/dt，但这种模型心脏做功较少，在测定心肌代谢方面还很困难。这是因为水囊大小是固定的，与心室内壁结合不会太紧密，因此，与生理状态下的前负荷相差较远。

2. 工作心脏模型（顺行灌注）　此模型的最大特点是左心室有了可以调节的前负荷，这样，心脏就能和在体模型一样做功，而且在测量心脏能量代谢和心肌酶谱方面和在体模型接近。

（1）实验动物及灌流液同离体心脏灌注模型。与离体心脏灌注模型不同的是，工作心脏模型是一种双灌流装置，它不仅有主动脉灌流系统而且还有左心房灌流系统，主动脉流入道和流出道通过三通管连接互相转换，流出道的压力（后负荷）可以通过管道内液平面高度来调节。前负荷可以调节左心房灌注系统灌流槽的液面高度。

（2）操作的前半部分同离体心脏灌注模型，在实行完主动脉逆行灌注后行肺静脉插管入左心房连接左心房灌流系统，结扎固定。

（3）由心尖部向左心室插入一充满营养液的 PE 管，连接压力换能器至 BL-420N 系统，可以测量左心室内压变化及心率。

（4）持续主动脉逆行灌流 10min，待大鼠心脏搏动平稳后，关闭主动脉流入道，打开主动脉流出道，并开始心房灌流，预灌流 15～20min，待心搏平稳后开始实验。

【注意事项】

1. 大鼠主动脉悬挂结扎的位置不能太深，以免阻塞冠状动脉入口或损伤主动脉瓣造成关闭不全。

2. 在整个实验过程中要注意保持大鼠心脏周围温度在 37℃左右，上下波动不超过 0.5℃。

3. 灌流液事先要用氧气充分饱和，一般饱和时间为 20～30min。

4. 灌流液经大鼠心脏冠脉循环后由冠状静脉窦流入右心房及右心室，最后从肺动脉流出，因此，在操作中如果结扎了肺动脉，会出现右心室迅速膨出的情况。

【讨论分析】

1. 对实验目的、设计原理进行阐释，实验结果进行总结与归纳。

2. 对实验中出现的各种观察指标变化进行分析，探讨其变化的发生机制。

3. 如实验结果不理想，请分析其失败的原因并提出改进的措施。

实验6 探究心肌收缩能力影响因素的扩展性设计实验

【**实验目的**】 探究影响蛙离体心脏心肌收缩力的多种因素，观察在不同影响因素条件下心肌收缩能力的变化规律，并分析其机制。

【**实验原理**】 心脏正常节律性活动，需要一个合适的理化环境。蛙心脏离体后用理化性质近似于血浆的林格液灌流，在一定时间内可保持其比较稳定的节律性收缩和舒张，改变林格液的某些组成成分，心肌收缩能力也将发生改变。

【**实验对象**】 蛙离体心脏。

【**扩展性设计要求**】 运用蛙离体心脏模型，自行设计并确立影响心肌收缩力的多种因素、心肌收缩力检测指标，记录实验结果。

【**药品及器材**】 林格液、BL-420N 系统、张力换能器、三通管、铁支架、蛙心插管、蛙手术器械、滴管、量筒等。

【**基本实验步骤**】

1. 连接装置 开启 BL-420N 系统、连接好实验装置，将刺激器、刺激电极连于 BL-420N 系统，调好选项及相关参数。

2. 标本制备

（1）取蛙1只，用探针破坏蛙脑和脊髓，依次切开胸部皮肤和胸骨，剪开心包膜，充分暴露心脏。

（2）并于蛙心左、右主动脉下穿两根线，其中一根打松结备结扎用。然后用剪刀在主动脉上作一"V"形切口，将盛有林格液的蛙心套管插入主动脉，经主动脉球插入心室，此时蛙心套管内液面即随心室搏动而上下移动，扎紧松结。

（3）把蛙心套管固定在胶泥上，使心脏提起，用另一根线在静脉窦下方结扎，沿结扎线远端剪断左右主动脉及下腔静脉，制成离体蛙心标本。用吸管吸去套管内的血液，加入林格液冲洗至灌流液无色，并使液面保持恒定。

（4）将标本固定在蛙心套管夹上，用蛙心夹夹住心尖连接张力换能器，并按照图 2-1-7 连接蛙心-张力换能器-BL-420N 系统。开机，进入 BL-420N 系统显示与处理软件的主界面，打开实验项目，选择"循环实验→蛙心灌流实验"，根据实验项目实验，记录心搏曲线。

【**注意事项**】

1. 冬季做此实验时，可在实验前将蛙放置于 30℃ 左右的温水中约 10min，避免心率太慢。所用林格液也可加热到 30℃ 左右。

2. 插管时应谨慎，避免戳穿心壁，摘取心脏时切勿伤及静脉窦。

【**讨论分析**】

1. 对实验目的、设计原理进行阐释，实验结果进行总结与归纳。

2. 对实验中出现的各种观察指标变化进行分析，探讨其变化的发生机制。

3. 如实验结果不理想，请分析其失败的原因并提出改进的措施。

实验 7　探究动脉血压影响因素的扩展性设计实验

【实验目的】　探究影响动脉血压的多种因素，并分析各种因素的作用机制，以指导临床用药。

【实验原理】　动脉血压主要取决于心排出量和外周血管阻力，因此，凡能影响心排出量和外周阻力的一切因素均能影响动脉血压。心血管活动除受交感、副交感神经支配外，还受血液中化学物质及某些血管活性的影响。

【实验对象】　家兔。

【扩展性设计要求】　自主设计影响动脉血压的多种因素及观察指标，记录实验结果。

【药品及器材】　25%氨基甲酸乙酯溶液、1%普鲁卡因溶液、0.5%肝素溶液、生理盐水、BL-420N 系统、兔台、哺乳动物手术器械、气管插管、动脉夹、动脉插管、压力传感器、保护电极、三通管、输液装置、有色丝线、纱布、注射器等。

【基本实验步骤】

1. 取家兔 2 只并称重，编号为 A、B，由其耳缘静脉缓慢注射 25%氨基甲酸乙酯溶液（4ml/kg）进行全身麻醉。

2. 将家兔仰卧位固定于兔台上，剪去颈部正中被毛，以备颈部手术切口。

3. 分别行气管分离术，颈总动脉分离术（分离左侧颈总动脉），颈外静脉分离术（分离右侧颈外静脉），气管插管术（气管插管、固定），颈总动脉插管术（左侧颈总动脉插管并记录血压变化），颈外静脉插管术（右侧颈外静脉插管，以备输液及给药）。

【注意事项】

1. 应分工明确，各尽其责，又密切配合。

2. 动物全身麻醉时，切勿注药过快，防止动物因呼吸抑制立即死亡。

3. 手术动作应轻柔，动物有出血时应及时结扎止血，分离颈总动脉及插管时要特别小心，防止出血。

4. 动脉套管内宜加少量肝素溶液，以防凝血。

【讨论分析】

1. 对实验目的、设计原理进行阐释，实验结果进行总结与归纳。

2. 对实验中出现的各种观察指标变化进行分析，探讨其变化的发生机制。

3. 如实验结果不理想，请分析其失败的原因并提出改进的措施。

实验 8　探究大鼠离体主动脉血管功能影响因素的扩展性设计实验

【实验目的】　探究影响离体主动脉血管功能的多种因素，观察血管的收缩与舒张功能在各种因素作用下变化规律，并分析其机制。

【实验原理】　离体主动脉血管张力变化能反应血管的收缩功能与舒张功能的改变，进而提示血管内皮或平滑肌的功能状态。如采用动物疾病模型（如遗传性高血压动物）可以观察到血管内皮或平滑肌功能损伤。

【实验对象】　大鼠。

【扩展性设计要求】　运用大鼠离体主动脉血管环模型，自行设计与确立影响主动脉血管舒缩功能的多种因素、血管功能观察项目及指标，记录实验结果。

【基本药品与器材】　戊巴比妥钠溶液、Krebs-Henseleit 缓冲溶液、95% O_2 + 5% CO_2 混合气体、离体血管灌流槽、恒温灌流浴槽、1μmol/L 苯肾上腺素溶液、1μmol/L 乙酰胆碱溶液、张力换能器、微电极放大器、培养皿、哺乳动物手术器械、BL-420N 系统、微操作器、冷光源等。

【基本实验步骤】

1. 血管环制备

（1）大鼠麻醉后开胸，剪除心脏，将肺组织向前翻开剪除，用有齿镊夹住主动脉上端并轻轻提起，在主动脉后方延胸壁向下剪开结缔组织，分离主动脉，剪除因有齿镊夹持而损伤的部位。

（2）将主动脉放入含有 Krebs-Henseleit 缓冲溶液（隔离血管灌注的 Krebs-Henseleit 缓冲溶液的配置见表 4-1-1）的平皿，Krebs-Henseleit 缓冲溶液成分：NaCl 118mmol/L，KCl 4.7mmol/L，无水 $CaCl_2$ 2.5mmol/L，无水 $MgSO_4$ 1.2mmol/L，KH_2PO_4 1.2mmol/L，$NaHCO_3$ 25mmol/L，葡萄糖 11mmol/L，$EDTA-Na_2$ 0.5mmol/L。

（3）仔细分离剪除血管外脂肪组织与疏松血管外膜，然后将血管剪成 2~3mm 的血管环。

（4）用一不锈钢挂钩将血管环挑起并悬挂于张力换能器上，调整血管环挂钩与另一固定挂钩的距离，然后将血管环穿入另一挂钩，调整血管环在两挂钩间的相对位置，挂钩位置固定后缓慢添加前负荷（静息张力）至 2g（扣除挂钩重量）。

（5）将挂钩连同血管环浸入含有预平衡缓冲液（37℃）的血管槽，缓冲液持续通以 95% O_2+5% CO_2 混合气体，使每一血管环在血管槽内的位置相对一致，平衡 40~60min，其间每 10~15min 更换液体一次，待血管张力稳定后可开始实验。

2. 血管收缩舒张功能检测

（1）以 60mmol/L KCl（高钾收缩溶液的配制见表 4-1-2）使血管环平滑肌去极化，反复重复此过程 2 次使血管环收缩达坪值，冲洗。

（2）重新平衡血管环，再用 1μmol/L 苯肾上腺素溶液预收缩血管，待张力上升并稳定（通常 1μmol/L 苯肾上腺素加入后 10~15min 达平台）后，加入 1μmol/L 乙酰胆碱溶液舒张血管，以检测血管内皮的完整性（或称内皮依赖性血管舒张反应）。

（3）最大舒张反应大于 80% 的血管环可被认为内皮完整，并用于内皮依赖性血管实验。

（4）去血管内膜的主动脉血管环制备：以直径与血管环相似的细棉签穿入血管腔内，在湿纱布上轻轻来回摩擦血管腔 3~5 次，或以 PE10 或 PE50 管穿入血管腔内，将血管在湿纱布上轻轻滚动摩擦以去除血管内膜。用苯肾上腺素预收缩血管后再用乙酰胆碱检验血管舒张反应，如血管对乙酰胆碱无舒张反应或呈收缩反应，说明血管内膜去除完全。

【讨论分析】

1. 对实验目的、设计原理进行阐释，实验结果进行总结与归纳。

2. 对实验中不同药物使用后的各种观察指标变化进行分析，探讨其变化的发生机制。

3. 如实验结果不理想，请分析其失败的原因并提出改进的措施。

附：血管收缩与舒张工具药及其使用浓度

缓冲溶液的配制

（1）Krebs-Henseleit 缓冲溶液的配制：Krebs-Henseleit 缓冲溶液为离体血管及离体心脏实验常用的一种缓冲溶液，按下述固定比例配制后 pH 为 7.4，具体配制试剂及用量见表 4-1-1。

（2）高钾收缩溶液的配制：以 KCl 替代原 Krebs-Henseleit 缓冲溶液中的部分 KCl，制成等渗透压的缓冲溶液，用于刺激血管收缩，具体见表 4-1-2。

表 4-1-1　隔离血管灌注的 Krebs-Henseleit 缓冲溶液的配制

盐	摩尔浓度（mmol/L）	质量/体积		
		g/L	g/2L	g/5L
NaCl	118	6.90	13.8	34.5
KCl	4.7	0.35	0.7	1.75
无水 $MgSO_4$	1.2	0.14	0.28	0.7
$NaHCO_3$	25	2.10	4.2	10.5
KH_2PO_4	1.2	0.16	0.32	0.8
葡萄糖	11	2.18	4.36	10.9
无水 $CaCl_2$	2.5	0.28	0.56	1.4
$EDTA-Na_2$	0.5	0.19	0.38	0.95

表 4-1-2　高钾收缩溶液的配制

盐溶液类型	摩尔浓度（mmol/L）	质量/体积	
		g/L	g/500ml
NaCl	62.6	3.66	1.83
KCl	60	4.47	2.235
无水 $MgSO_4$	1.2	0.14	0.07
$NaHCO_3$	25	2.10	1.05
KH_2PO_4	1.2	0.16	0.08
$C_6H_{12}O_6 \cdot H_2O$	11	2.18	1.09
无水 $CaCl_2$	2.5	0.28	0.14
$EDTA-Na_2$	0.5	0.19	0.095

实验9　基于家兔失血休克的扩展性设计实验

【实验目的】

1. 在一定的实验条件和范围内，运用所学到的生理学、药理学、病理生理学知识，自主设计不同失血途径、不同程度、不同治疗措施，观察动物失血后各种功能与代谢变化，分析和掌握其发生的主要原因和机制，更较好地把理论基础知识与动物实验实践相结合，以提高发现问题和解决问题的能力。

2. 熟悉失血性休克实验相关基本实验操作技能。

【实验原理】 失血可使有效循环血量减少。失血途径和程度不同，对机体影响也不同，少量失血机体可通过一系列抗损伤措施，使血压不出现明显降低；当失血量过多、过快时，超出机体的抗损伤能力，导致休克发生。但积极药物治疗措施可有效地改善血流动力学变化和增强机体的抗休克能力。

【实验对象】 家兔。

【扩展性设计要求】 自行设计不同途径、不同程度失血性休克的病理模型，确立实验观察项目及测定指标，完成失血性休克的造模、治疗和死亡的全过程，并观察休克和抗休克时动物的血流动力学变化特点和机体的功能、代谢变化，分析和掌握休克发生和抗休克治疗的主要机制以及对机体的影响。

【药品与器材】 25%氨基甲酸乙酯溶液、葡萄糖溶液、生理盐水、肾上腺素溶液、0.7%肝素溶液、兔台、电子秤、天平、血气分析仪、BL-420N 系统、哺乳动物手术器械、动脉插管、气管插管、静脉插管、注射器等。

【基本实验步骤】

1. 按实验的自行设计方案复制家兔失血性休克模型。

2. 按实验的自行设计方案完成动物实验操作步骤和指标观察。

【讨论分析】

1. 对实验目的、原理进行阐释，实验结果进行总结与归纳。

2. 对实验中出现的各种观察指标变化进行分析，探讨其变化的发生机制。

3. 如实验结果不理想，请分析其失败的原因并提出改进的措施。

实验 10 基于家兔缺血再灌注损伤的扩展性设计实验

【实验目的】

1. 在一定的实验条件和范围内，运用所学到的生理学、药理学、病理生理学知识，自主设计不同器官的缺血再灌注模型，观察器官缺血再灌注后脏器功能与代谢变化，分析和掌握其发生的主要原因和机制，更较好地把理论基础知识与动物实验实践相结合，以提高发现问题和解决问题的能力。

2. 熟悉缺血再灌注实验相关基本实验操作技能。

【实验原理】 随着临床溶栓疗法、动脉搭桥术、断肢再植、器官移植等手术的不断推广应用，人们发现在一定条件下恢复组织器官的血液再灌注后，有部分患者器官功能代谢障碍及结构破坏不但未减轻反而加重，出现了缺血再灌注损伤。目前认为，缺血再灌注损伤发生的始动环节是缺血、缺氧导致能量代谢障碍，主要机制是自由基大量产生、细胞内 Ca^{2+} 超载以及中性粒细胞活化、无复流现象和高能磷酸化合物生成障碍等。因此，干预和治疗缺血再灌注损伤的发生是近十多年来研究的热点之一。

【实验对象】 家兔。

【扩展性设计要求】 以家兔缺血再灌注损伤为模型自行设计动物实验，在一定的实验条件和范围内，自行设计不同脏器的缺血再灌注损伤模型，同时采用不同治疗措施的实验方案。

【药品与器材】 25%氨基甲酸乙酯溶液、3%戊巴比妥钠溶液、生理盐水、去甲肾上腺素溶液、0.7%肝素溶液、3%戊二醛溶液、兔台、电子秤、天平、BL-420N 系统、小动物呼吸机、显微镜、酶标仪、离心机、电动匀浆机、哺乳动物手术器械、动脉夹、动脉插管、气管插管、注射器等。

【基本实验步骤】

1. 按实验的自行设计方案复制家兔缺血再灌注的动物模型

（1）心肌缺血再灌注模型制备

1）动物分组与处理：将家兔编号 A、B。A 为缺血再灌注的对照动物、B 为去甲肾上腺素预处理动物。

2）用 25%氨基甲酸乙酯溶液（4mg/kg）于耳缘静脉麻醉家兔并固定于兔台。去除家兔颈部被毛、手术分离气管和右侧颈总动脉，并进行气管插管和动脉插管。气管插管与小动物呼吸机连接（潮气量 50ml、吸呼比 2∶1，呼吸 40 次/min）；动脉插管与压力传感器连接；家兔四肢连接心电图导联、记录心电图。

3）剪去家兔胸壁左侧被毛、沿胸骨左缘 2～4 肋剪断肋软骨、打开胸腔。开胸后立即行正压呼吸。

4）用眼科剪剪开家兔心包，暴露心脏，用止血钳轻轻提起左心耳，于冠状动脉左支起始部约 2mm 处用缝合针绕其穿一无创缝合线，稳定 15min。然后 A 兔静脉注射生理盐水 0.1ml/kg，B 兔静脉注射去甲肾上腺素溶液 0.1ml/kg，各持续 3min。待心率基本稳定后，垫线结扎冠脉左支，20min 后松开结扎线，再灌注 30min。

复制模型的可靠性用连续监测之心电图Ⅱ导联的变化来判断，以 ST 段抬高为心肌缺血存在，以深大 Q 波出现确定心肌坏死形成（图 4-1-1、图 4-1-2）。

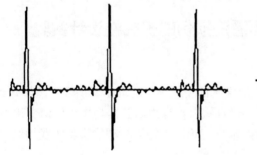 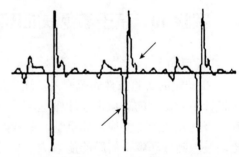

图 4-1-1　正常心电图Ⅱ导联　　　　图 4-1-2　缺血再灌注损伤心电图Ⅱ导联

（2）肝缺血再灌注模型制备

1）家兔术前禁食 12h。

2）家兔分组与处理：将家兔编号为 A、B，A 为缺血再灌注损伤的对照动物，B 为缺血再灌注损伤的干预与治疗动物。

3）用 3%戊巴比妥钠（30mg/kg）静脉注射麻醉家兔并固定于兔台。去除家兔颈部被毛、手术分离气管和右侧颈总动脉，并进行气管插管和动脉插管。

4）剪去家兔腹部被毛，做腹部正中切口，于尾状叶上方用直角钳游离尾状叶与其他叶（左侧叶、左中央叶、右中央叶）之间的管道。用血管钳一并夹住血管和胆管。钳夹后尾状叶保持原色不变，其他肝叶可变成暗黄紫色，10min 后可见肝略微肿胀。与尾状叶完全不同。钳夹 15min 后松开血管钳，待肝脏颜色恢复原色（转红），即为再灌注，关腹。然后分别干预和观察。

（3）肾缺血再灌注模型制备

1）动物分组与处理：将家兔编号为 A、B，A 为缺血再灌注损伤的对照动物，B 为缺血再灌注损伤的干预与治疗动物。

2）用 3%戊巴比妥钠（30mg/kg）静脉注射麻醉家兔并固定于兔台。去除家兔颈部被毛、手术分离气管和右侧颈总动脉，并进行气管插管和动脉插管。

3）剪去家兔腹部被毛，做腹部正中切口，摘除左肾（注意血管结扎与止血），取下的左肾下极组织放入 3%戊二醛溶液中固定。找到家兔右侧肾动脉，分离肾动脉并夹闭血流 1h，松开夹子恢复血液再灌注。术后 6h 击昏家兔，取右肾下极组织放入 3%戊二醛溶液中固定。

（4）肠缺血再灌注模型制备

1）动物分组与处理：将家兔编号为 A、B，A 为缺血再灌注损伤的对照动物，B 为缺血再灌注损伤的干预与治疗动物。

2）3%戊巴比妥钠（30mg/kg）静脉注射麻醉家兔并固定于兔台。去除家兔颈部被毛、手术分离气管和右侧颈总动脉，并进行气管插管和动脉插管。

3）剪去家兔腹部被毛，沿腹中线自剑突下 1.5cm 起向下作 5cm 长切口打开腹腔，用纱布将内脏轻轻向左推移，见到右肾门垂直向腹主动脉处，于左侧肾上腺右上方找到横向行走的肠系膜上动脉，并分离出肠系膜上动脉（避免误伤静脉），用缝合针绕其穿一无创稍粗的缝合线备用。家兔稳定 15min 后，结扎细线 1h 造成肠缺血（注意不要打死结），松开结扎线恢复其血流即再灌注。

2. 按实验的自行设计方案完成动物实验操作步骤和指标观察。

【注意事项】

1. 熟悉家兔一般生物学数据参考值（附表 1）。

2. 移动家兔内脏时，动作要轻柔，不要过度牵拉、损伤家兔肠管、脏器，且不要将肠管、脏器移出腹腔外，并用纱布盖好切口。

3. 实验过程不得危害人体健康和污染环境。

【讨论分析】

1. 对实验目的、原理进行阐释，实验结果进行总结与归纳。

2. 对实验中出现的各种观察指标变化进行分析，探讨其变化的发生机制。

3. 如实验结果不理想，请分析其失败的原因并提出改进的措施。

实验 11　探究不同血糖及各类降糖药对心肌缺血再灌注损伤影响的扩展性设计实验

【实验目的】　探究不同血糖及各类降糖药心肌缺血再灌注损伤的影响，并分析其作用原理。

【实验原理】　机体器官缺血再灌注损伤是临床手术时经常面临的问题。临床上有许多糖尿病患者同时好发心肌梗死等心脏疾病。因此，不可避免地要考虑血糖浓度对心肌缺血再灌注损伤的影响。因此，观测不同血糖条件对心肌缺血再灌注损伤的影响，对减轻临床糖尿病患者缺血再灌注损伤有重要意义。

【实验对象】 大鼠。

【扩展性设计要求】 以大鼠缺血再灌注损伤为模型自行设计动物实验，自行设计不同血糖及不同药物干预措施，确立心肌缺血再灌注损伤的观察项目及观察指标，并记录实验结果。

【药品及器材】 3%戊巴比妥钠溶液、稀肝素溶液（125U/ml）、25%葡萄糖溶液、BL-420N 系统、哺乳动物手术器械、小拉钩、小动物呼吸机、电烧灼器及其配件、气管插管、左心室导管、充气硅胶管（直径 3mm，长 2cm）、血糖检测仪等。

【基本实验步骤】

1. 将健康雄性大鼠称体重后，腹腔注射 3%戊巴比妥钠溶液（45mg/kg）麻醉，仰卧位固定在手术台上，用 BL-420N 系统标准肢体Ⅱ导联连接心电图记录大鼠心电图。

2. 去除大鼠颈前手术部位被毛，作一长约 2.5cm 的颈前正中切口，分离气管，插入气管插管，连接 BL-420N 系统小动物呼吸机。

3. 分离大鼠右侧颈总动脉，下穿两根线结扎线，结扎远心端后用动脉夹夹紧近心端，在靠近结扎处以 45°剪开颈总动脉的 1/3～1/2，插入直径 0.5～0.8mm 的聚乙烯导管（预先充满稀肝素溶液），用另一根结扎线结扎固定，然后松开动脉夹，将导管缓缓插入左心室，双重结扎固定，导管另一端经压力传感器与 BL-420N 系统相连，以测定多项心功能指标，如左心室内压（LVP）、左心室舒张末压（LVEDP）和左心室内压最大上升速率（$\pm \mathrm{d}p/\mathrm{d}t_{max}$）。

4. 在大鼠胸骨左侧旁约 0.5cm 处用电烧灼器从第 3～5 肋纵行切开皮肤与肌层，自切口处开胸，立即接通小动物呼吸机电源，做正压人工通气（室内空气，通气量为 2ml/100g，频率为 60～70 次/min）。

5. 剪开大鼠心包，暴露心脏，以左冠状静脉主干为标志，在左心耳根部下方 2mm 处进针，即左冠状动脉的左侧进针，在穿过左冠状动脉下方的心肌表层后在肺动脉圆锥旁出针，将心脏放回原位，待心电图恢复稳定 10min 后描记大鼠正常心电图及心功能指标。

6. 结扎大鼠冠状动脉，结扎时将充气硅胶管置于结扎线与血管之间，利用充气硅胶管的弹性压迫使冠状动脉闭塞 5min，在冠状动脉闭塞期间，每分钟记录一次心电图和心功能指标。

7. 在结扎大鼠冠状动脉 5min 后松开结扎线解除闭塞，恢复灌流 10min，动态记录恢复灌流后心电图及心功能指标（在解除结扎后 0s、10s、20s、30s、60s 及 2min、4min、6min、8min、10min 记录各项指标），观察心律失常的出现类型（异位节律、室性心动过速、心室颤动），出现时间及动物是否死亡。

【注意事项】

1. 应分工明确，各尽其责，又密切配合。

2. 全身麻醉时，切勿注药过快，防止动物因呼吸抑制立即死亡。

3. 分离颈总动脉及插管时要特别小心，防止出血。

4. 动脉套管内宜加少量肝素，以防凝血。

5. 手术动作应轻柔，有出血时应及时结扎止血，

【讨论分析】

1. 对实验目的、设计原理进行阐释，实验结果进行总结与归纳。

2. 对实验中出现的各种观察指标变化进行分析，探讨其变化的发生机制。

3. 如实验结果不理想，请分析其失败的原因并提出改进的措施。

实验 12　探究离体肠道平滑肌运动效应的影响因素及机制的扩展性设计实验

【**实验目的**】　探究影响家兔离体肠道平滑肌运动效应的多种因素，观察离体肠道平滑肌运动功能在各种因素作用下的变化规律，并分析其机制。

【**实验原理**】　消化道由平滑肌组成，平滑肌的特性与骨骼肌及心肌有所不同，它具有自动节律性、紧张性、较大的伸展性，并对化学物质、温度和牵张刺激较为敏感，这些因素发生改变可使消化道平滑肌表现出不同的反应。此外，消化道平滑肌分布有胆碱能 M 受体，可受到 M 受体激动剂或阻滞剂的兴奋或抑制。

【**实验对象**】　家兔。

【**扩展性设计要求**】　运用家兔离体肠道平滑肌模型，自行设计影响肠道平滑肌运动效应的多种因素、确立肠道平滑肌运动效应观察项目或指标，并记录实验结果。

【**药品与器材**】　台氏液、25%氨基甲酸乙酯溶液、哺乳动物手术器械、恒温灌流浴槽、张力传感器、铁支架、双凹夹、烧杯、注射器、兔台、BL-420N 系统、培养皿、温度计等。

【**基本实验步骤**】　制备家兔离体肠平滑肌模型。

1. 将恒温灌流浴槽装好，浴槽盛有 38℃台氏液，通入空气供氧（以气泡刚能数清为宜）。

2. 将家兔用 25%氨基甲酸乙酯溶液静脉麻醉，仰卧位固定于兔台上，剪去上腹部被毛，沿正中线切开腹腔，靠十二指肠附近取出一段 3～4cm 的小肠，放入台氏液中，用装有台氏液的注射器将肠内容物冲干净，剪去肠系膜。再将家兔肠管剪成 1.5～2cm 的肠段备用。

3. 取离体小肠一段，将肠管两端用线结扎，安装在恒温灌流浴槽中，下端固定于浴槽底部，上端与张力传感器相连，张力传感器与计算机 BL-420N 系统面板 1 通道相接。适当调节传感器的高度，使其与标本间连线的松紧度合适。

4. 启动计算机，进入 BL-420N 系统软件主界面，在菜单栏选择"实验项目→消化实验→消化道平滑肌生理特性"实验模块。

【**注意事项**】

1. 实验前必须先准备好更换用的 38℃台氏液。

2. 每次加药出现效应后，必须立即更换浴槽内的台氏液，至少 3 次，且保持液面高度相同。待肠管恢复正常活动后再进行下一项实验。

【**讨论分析**】

1. 对实验目的、设计原理进行阐释，实验结果进行总结与归纳。

2. 对实验中出现的各种观察指标变化进行分析，探讨其变化的发生机制。

3. 如实验结果不理想，请分析其失败的原因并提出改进的措施。

实验 13　探究尿生成影响因素的扩展性设计实验

【实验目的】

1. 综合复习哺乳动物急性实验的常规操作，掌握输尿管插管技术。

2. 观察和分析某些重要的神经、体液和其他因素对尿生成量的影响。

【实验原理】　正常情况下，机体的尿生成量保持相对恒定。在神经、体液和某些因素的作用下，尿生成量会发生相应的改变，以适应内外环境的变化。

【实验对象】　家兔。

【扩展性设计要求】　自主设计影响尿生成的多种因素（如神经、体液及药物），观察指标，并记录实验结果。

【药品及器材】　25%氨基甲酸乙酯溶液、生理盐水、1250U/ml 肝素溶液、1∶10 000去甲肾上腺素溶液、20%葡萄糖溶液、呋塞米溶液、垂体后叶素、哺乳动物手术器械、计滴器、注射器、手术照明灯、纱布、动脉夹、动脉插管、气管插管、膀胱套管、细塑料管、刺激电极等。

【基本实验步骤】

1. 麻醉、固定　取家兔一只，称重，由其耳缘静脉注射 25%氨基甲酸乙酯溶液（4ml/kg）以麻醉。待全身麻醉后，将家兔仰卧位固定在手术台上。家兔耳缘静脉（用动脉夹固定）连接生理盐水输液装置，以备静脉给药。

2. 手术　家兔下腹部备皮。在家兔耻骨联合上缘向上沿正中线作约 5cm 长的皮肤切口，沿腹白线剪开腹壁，找出膀胱。术者在家兔膀胱壁选一血管较少区域，在区域中心做一切口，用 2 把止血钳对夹切口，并插入膀胱套管，结扎、固定套管。松开止血钳，尿液便从橡皮管口滴出，轻轻将膀胱连同膀胱套管回纳腹腔。用生理盐水纱布覆盖切口。准备好后观察每分钟尿液滴数，后按观察项目实验。

【注意事项】

1. 手术操作轻，勿误扎家兔输尿管，损伤膀胱。

2. 尽量保存家兔膀胱中尿液，有尿液流出，方可进行实验。

3. 无尿液流出，先检查家兔尿路是否通畅，如通畅，可用呋塞米溶液利尿，等尿量稳定后进行实验。

4. 本实验也可不作荷包缝合，直接用两把止血钳在家兔膀胱壁选一血管较少区域，对夹切口，插入膀胱套管，结扎即可。

【讨论分析】

1. 对实验目的、设计原理进行阐释，实验结果进行总结与归纳。

2. 对实验中出现的各种观察指标变化进行分析，探讨其变化的发生机制。

3. 如实验结果不理想，请分析其失败的原因并提出改进的措施。

实验 14　探究阿莫西林肾清除率影响因素的扩展性设计实验

【实验目的】　探究及观察影响阿莫西林肾清除率的多种影响因素，以指导临床用药。

【实验原理】 阿莫西林为半合成广谱青霉素类药，其半衰期约为 61.3min。阿莫西林主要由肾排泄，测定其肾清除率在很大程度上可判断它在体内的衰减情况，对临床用药也有一定的指导意义。分光光度法是当某一确定波长的单色平行光透过某一测定溶液时，发生光吸收现象，被吸收的光量与溶液的浓度、溶液的层厚度以及入射光的强度等因素有关。利用这种方法可测量尿液中阿莫西林的浓度。

【实验对象】 家兔。

【扩展性设计要求】 自主设计影响阿莫西林肾清除率的多种因素（如多种药物），观察指标，记录实验结果。

【药品及器材】 阿莫西林、哺乳动物手术器械、分光光度计、细塑料管、膀胱套管、量杯、棉线、纱布等。

【基本实验步骤】 同扩展性实验 13。

【注意事项】

1. 手术操作轻，勿误扎输尿管，损伤膀胱。

2. 尽量保存膀胱中尿液，有尿液流出，方可进行实验。

3. 无尿流出，先检查尿路是否通畅，如通畅，可用呋塞米溶液利尿，等尿量稳定后进行实验。

【讨论分析】

1. 对实验目的、设计原理进行阐释，实验结果进行总结与归纳。

2. 对实验中出现的各种观察指标变化进行分析，探讨其变化的发生机制。

3. 如实验结果不理想，请分析其失败的原因并提出改进的措施。

实验 15 基于家兔为实验对象的多学科整合性扩展性设计实验

【实验目的】

1. 以哺乳动物家兔为实验对象，依托实验系统，多参数多器官系统实验同时开展，进行多功能学科（生理、病理生理和药理）的整合性实验。

2. 在扩展实验中同时采样记录家兔的心血管系统、呼吸系统、泌尿系统等多系统参数，各系统参数的有机组合，辅以各种实验手段和措施（如人为建立病理模型、病理模型的药物治疗等，可明确所设计课题中家兔的生理过程、病理变化和药物治疗效果。

【实验原理】 疾病的发生必然伴随着相应的生理过程的变化。BL-420N 系统使多参数同步记录的可能得以实现。记录此生理参数，可直观地反映家兔从生理情况转变为病理生理的过程以及反映药物对疾病的治疗情况。

【实验对象】 家兔。

【扩展性设计要求】 自行设计机能学多学科（生理、病理生理和药理）的整合性实验。确立实验模型（离体、在体），实验观察及记录指标（记录家兔的心血管系统、呼吸系统、泌尿系统等多系统参数），结合各种实验手段和治疗措施，以明确所设计课题中家兔的生理过程、病理变化和药物治疗效果。

【药品与器材】 基础实验中用于家兔实验的所有药品和器械。

【基本实验步骤】 根据设计实验的步骤而变化。

【注意事项】

1. 熟悉家兔一般生物学数据参考值（附表1）。

2. 所需参数参见相应的基础实验。

3. 装置连接参见各相应参数记录时的实验。

4. 实验过程不得危害人体健康和污染环境。

【讨论分析】

1. 对实验目的、原理进行阐释，实验结果进行总结与归纳。

2. 对实验中出现的各种观察指标变化进行分析，探讨其变化的发生机制。

3. 如实验结果不理想，请分析其失败的原因并提出改进的措施。

第二章　自行设计性实验

自行设计性实验是指在教师的指导下，学生通过在一段时间内对文献进行复习与查阅、寻找感兴趣的研究内容、自行设计实验方案、完成实验操作、观察和分析实验结果、实验课题汇报等全过程。自行设计性实验持续时间较长（1～2 个学期）。在自行设计性实验过程中，学生可以充分地利用实验室或教研室提供的电生理学、血流动力学、呼吸力学、细胞生物学和分子生物学等仪器设备，同时，进一步培养学生的开拓与创新精神，养成良好的科学精神和严谨务实的科学作风。

一、自行设计性实验的基本要素

（一）受试对象

受试对象又称实验对象，是处理因素作用的客体，根据研究目的确定的研究总体。

（二）处理因素

根据研究目的确定的欲施加或欲观察的，并能引起受试对象直接或间接效应的因素，包括主动施加的因素和客观存在的因素两类。

（三）实验效应

处理因素作用于受试对象的反应和结局，通过观察指标来体现。

1. 观察指标应具备的特点

（1）客观性：选用易于量化的、经过仪器测量和检验而获得的客观指标。

（2）精确性：实验效应指标要求既准确又精密。

（3）特异性：选用能反映某一特定现象且不与其他现象相混淆的指标。

（4）灵敏性：能根据实验要求相应显示出微小的变化。它是由实验方法和仪器的灵敏度共同决定的。如果灵敏性差，常常得到假阴性结果。

2. 指标观察的方法　实验指标的观察方法为盲法观察，包括单盲、双盲及三盲法。盲法观察可避免因实验效应观察的偏性而影响结果的比较和分析。

二、自行设计性实验的基本原则

自行设计性实验的基本原则有随机、重复及对照原则。

1. 随机原则　每个受试对象都有同等的机会被抽取或分到不同的实验组或对照组，防止因抽样误差造成实验结果不准确。

（1）随机的内容：随机应贯穿于整个实验设计和实施的全过程，包括抽样的随机、分组的随机及实验顺序的随机。

（2）随机化的方法：抽签法、投掷硬币法、抓阄法、摸球法及随机数字表法。

2. 重复原则　在相同实验条件下进行多次研究或多次观察,以提高实验的可靠性和科学性。重复包括:①整个实验的重复;②多个受试对象进行重复;③同一受试对象的重复观察。

3. 对照原则　为避免非实验因素造成的干扰,设立对照组以消除无关因素,即从实验组与对照组两组效应指标的数据差别中,找到实验因素的本质所在。

(1) 常见的对照形式:①安慰剂对照;②空白对照;③实验对照;④自身对照;⑤标准对照。

(2) 对照要求:对照应符合"齐同对比"的原则,即除了被研究的处理因素不同外,其他实验条件应尽量相同。

三、自行设计性实验的基本步骤

(一)文献查阅、综述写作

1. 文献查阅

(1) 以实验小组为单位,根据已学的基础知识和近期将要学习的知识,利用图书馆专业期刊及网络查阅相关的文献资料,提出各自感兴趣的研究方向和内容。

(2) 在教师的指导下,经过实验小组集体酝酿、讨论,凝练一个共同的研究目标与内容。

2. 综述写作

(1) 围绕一个共同的研究目标与内容,通过实验小组内成员的答辩与讨论产生综述写作的主笔同学,并合理分配每个同学在查阅文献与综述写作中的任务。

(2) 通过文献查阅,了解本研究内容的国内外现状,写出实验课题的背景综述或文献综述(包括涉及研究所需的材料、设计与实验方法)。

(3) 在文献查阅过程中,每个实验小组需定期进行文献阅读汇报会(2~3 次),加深对课题的研究方向的理解和把握,增强自主学习和终身学习的能力。

(4)在完成背景综述或文献综述基础上,确定研究方向中的某个论点或热点,由1~2 个同学主笔完成发表综述的写作。

(5) 发表综述应严格按照刊物的要求进行撰写,力争公开发表。

(二)立题与课题标书

1. 立题

(1) 经过实验小组集体酝酿、讨论、确立一个既有科学性又有一定创新性的课题。

(2) 教师对课题的目的性、科学性、先进性、创新性和可行性进行初审,必要时可通过预实验进行实验方案论证。

2. 课题标书

(1)明确课题研究的目的、意义和研究内容,了解国内外研究现状、水平和发展趋势。

(2)制订较为清晰的研究方法、技术路线、时间接点和可行性分析。

(3) 课题组长应组织实验小组成员在教师指导下,按照医学院大学生科学研究基金项目的要求完成课题标书填写任务。

（三）实验方案设计

1. 方案设计

（1）方案设计原则：在立题基础上，依据文献资料和预实验结果认真地按照规定的格式写出实验操作的设计方案。设计方案的内容应详细并具可操作性。

（2）具体格式要求

1）题目、班级、设计者。

2）立题依据（研究的目的、意义以及希望解决的问题和国内外研究现状）。

3）实验动物或细胞株的品系、规格和数量。

4）实验器材与试剂：器材名称、型号、规格和数量；药品或试剂的名称、规格、剂型和使用量，包括特殊仪器与药品需要。

5）实验方法与操作步骤：包括实验的技术路线、实验的进程安排、每个研究项目的具体操作过程以及设立的观察指标和指标的检测手段。

6）实验日程安排与进度的控制节点。

7）观察结果的记录表格制作。

8）预期结果。

9）可能遇到的困难、问题及解决的措施。

2. 实验准备

根据实验的设计方案列出实验所需的动物、细胞株、器械、药品或试剂等预算清单，在实验前 2 周提交教师。对一些特殊药品或试剂应列出供应商的公司名称。

（四）开题报告

1. 由医学院组织开题报告，邀请相关领导和专家参加评审。

2. 课题小组应在组长领导下，选好主汇报人，做好多媒体汇报材料，同时实验小组每个成员都要积极做好准备，接受其他同学、专家和领导的询问。

3. 开题报告后，应认真总结、发现问题和修正方案。

（五）预实验、结果分析、正式实验

1. 预实验

（1）按照实验设计方案和操作步骤，认真进行预实验。

（2）实验过程中，做好各项实验的原始记录。

2. 结果分析

（1）应及时整理实验结果、发现和分析预实验中存在的问题和改进与调整的实验方案。

（2）当实验出现与预期结果不同时应及时向教师进行汇报。

（3）如果教师认为预实验已基本达到目的和要求时，可不再进行正式实验。

3. 正式实验

（1）依据修改后的实验设计方案和操作流程认真地进行正式实验。

（2）做好各项实验的原始记录，及时整理分析实验数据。

（3）对一些实验试剂成本昂贵、实验操作难度较大以及环境不允许的实验可由教师亲自完成。

（六）论文撰写

1. 在认真完成实验数据的整理与分析后，按照医学院校的学报格式进行论文撰写。

2. 实验小组的每个成员按照自己对实验数据的认识，以及对本课题研究意义的不同思考，独立完成一篇论文撰写。实验小组在讨论后应共同完成一篇论文撰写。

3. 根据教师要求时间节点上交论文，力争公开发表。

（七）课题汇报

1. 在教师修改下，实验小组每个成员共同完成多媒体制作，做好论文答辩准备工作。

2. 实验小组通过协商产生一名同学作为主答辩人，其他同学共同参与论文答辩。

3. 在论文答辩过程中，应体现实事求是、尊重实验结果和良好的科学态度，以及缜密的思维模式和优秀的表达艺术。

4. 由教师和专家组成的答辩委员会及其他同学将对研究论文汇报结果进行提问，并由答辩委员会对整个研究课题的科学性、先进性、创新性、论文撰写、汇报的表达能力进行综合打分，给出最终成绩。

四、自行设计性实验题目

1. 饮食控制对阿尔茨海默病（AD）大鼠学习、记忆能力的影响

2. *Nm23-H1* 基因对宫颈癌转移的影响

3. 雄性激素对大鼠心肌缺血性损伤的保护作用

4. 比较不同血管生成抑制剂对抗肿瘤效果

5. 一氧化氮对肿瘤的作用

6. 芹菜提取物对肾性高血压大鼠血管重构的影响

7. 盐的天然抗抑郁作用研究

8. 绿茶对家兔急性心力衰竭模型的保护和治疗作用

9. 咖啡对大鼠学习记忆的影响

10. 氨基比林咖啡因片致死性研究及对其有效成分进行配比优化

11. 芦荟与治疗高血压的相关性探究

12. 银杏叶对高血压左心室肥大的逆转作用

13. 氨茶碱对小鼠心肺复苏的作用

14. 注射用磷脉酮对垂体后叶素诱发大鼠心肌缺血的影响

15. 血红素加氧酶-1 对哮喘的抗炎作用

16. 新型利尿药托拉塞米的利尿作用

17. 探究阿司匹林对高血压的治疗作用

18. 大蒜素对小鼠结肠癌的抗肿瘤作用

19. 茶多酚对心律失常的作用

20. 口服丙泊酚与部分常用麻醉药效果比较的研究

21. 高盐饮食对家兔血压和心、肝、肾组织中自由基的影响

22. 高血压时交感神经活性及其相应受体敏感性的变化

23. 艾叶油对离体豚鼠气管平滑肌的影响

24. 白术对在体小鼠胃肠运动的作用及其机制的探讨

25. 不同比例的高渗盐溶液对失血性休克家兔的抢救效果

26. 丹参注射液、参麦注射液和大蒜素对大鼠心肌缺血再灌注保护作用的对比

27. 实验毒蕈碱对离体大鼠心肌缺血再灌注损伤的保护作用

28. 心房钠尿肽（ANP）在急性右心衰竭治疗中的作用

29. 决明子对家兔降血脂作用的研究

30. 咖啡因对大鼠工作记忆促进作用的定性研究

31. 硫化氢对胃肠道的扩张作用及其机制的简单探讨

32. 迷迭香对小鼠脑缺血再灌注的影响

33. 纳洛酮对家兔失血性休克血压的影响

34. 生姜汁的降血糖作用

35. 生姜油对病毒性肝炎小鼠肝损伤的预防作用研究

36. 生姜油对豚鼠气管平滑肌的作用研究

37. 酸樱桃提取物软膏剂镇痛抗炎作用的初步研究

38. 探究腺苷在大鼠心肌缺血后适应中的保护作用

39. 桃仁对未孕大鼠子宫平滑肌收缩的影响

40. 小鼠中毒性休克模型及其救治药物

41. 血管紧张素 II 对不同年龄大鼠心脏 α_1 肾上腺素受体介导正性变力效应的影响

42. 乙醇联合地西泮对血压、心率和微循环的影响

43. 丹参、川芎、穿山甲活血行气作用的比较

44. 应激性因素致大鼠胃溃疡作用及药物预防

45. 不同的送服溶液对药物吸收的影响

46. 天麻素对血压影响途径的研究

47. 抗生素联合用药的优势

48. 褪黑素对大鼠应激性胃溃疡的影响

49. 花椒毒酚不同给药途径镇痛作用的比较研究

50. 白萝卜提取物对小肠平滑肌运动的影响

51. 绿豆球蛋白对血浆胆固醇的影响

52. 阿嗪米特对血铅浓度的影响

53. 1,2-二甲基-3-羟基-4-吡啶酮（DHPO）对铅中毒小鼠学习记忆能力的影响

54. 多巴胺在治疗急性肾衰竭中的疗效评价

55. 甘油溶血实验

56. 鸡蛋对大鼠胃溃疡的预防作用及其机制探讨

57. 失血性休克腹腔复苏最佳给药浓度的研究

58. 甜菊苷的降压作用

59. 实验性铅中毒对子代大鼠学习记忆能力的影响

60. 山莨菪碱及白介素-13（IL-13）预处理对肾脏缺血再灌注的影响

61. 硝酸异山梨酯对急性右心衰竭的治疗作用

62. 缩宫素对离体子宫平滑肌的兴奋作用

63. 主、被动吸烟的危害
64. 有机磷及解毒剂对蟾蜍离体坐骨神经腓肠肌标本的作用
65. 利尿剂对家兔尿量的影响
66. 普鲁卡因、利多卡因对 $BaCl_2$ 致心律失常治疗效果的比较
67. 理化因素对红细胞渗透脆性的影响
68. 精神性灼口综合征的临床心理治疗
69. 海水浸泡对创伤性脑水肿影响的实验研究
70. 缺铁对大鼠胃排空功能的影响及机制
71. 新斯的明对筒箭毒碱和琥珀胆碱肌肉松弛作用的影响
72. 清开灵注射液防治乙醇中毒性肝损伤的实验研究
73. 碘化钾预防孢子丝菌病的实验研究
74. 冷热环境中蟾蜍肠系膜微循环血流速度改变的实验研究
75. 家兔肾内是否存在乙酰胆碱能舒血管纤维的实验研究
76. 甲硝唑、乙醇对甲醇中毒的解救对比
77. 一种联合药膏治疗烧伤的疗效判断
78. 巧克力的镇咳作用
79. 烟碱对家兔血压和呼吸的影响
80. 阿司匹林的致聋作用
81. 胺碘酮抗心律失常机制的探讨
82. 探究洛贝林和二甲弗林兴奋呼吸中枢的机制及其异同
83. 果糖-1,6-二磷酸镁静脉给药的急性毒性
84. 家兔失血性休克的原因及治疗
85. 苯妥英钠对 $BaCl_2$ 诱发家兔心律失常的治疗作用
86. 失血性休克复苏早期黏膜损伤与修复
87. 染发对小鼠生殖器官的影响
88. 洛贝林和血管紧张素对抗吗啡的呼吸抑制作用
89. 普鲁卡因和利多卡因镇痛作用的比较
90. 大剂量维生素 C 对心肌缺血再灌注不同时期的保护作用
91. 中西药对糖尿病治疗的作用比较
92. 电针刺激治疗糖尿病大鼠的机制
93. 吗啡对家兔心肌缺血再灌注损伤的保护作用
94. 小鼠空气栓塞的高压氧抢救
95. 银杏叶对辐射损伤的保护作用
96. 脑内钙超载对记忆的损伤及尼莫地平的预防作用
97. 膳食纤维在糖尿病治疗中的作用
98. NO 对星形胶质细胞和脑部毛细血管内皮细胞的作用比较
99. 选择性环氧合酶-2 抑制剂抗动脉粥样硬化的研究
100. 三种抗焦虑药（地西泮、丁螺环酮和氟西汀）作用效果的比较
101. 洋葱对家兔的降血压作用

102. 外源性 NO 对急性肾缺血再灌注的保护作用

103. 沙丁胺醇和酮替芬的平喘作用

104. 肾上腺切除对机体的部分影响及其机制的探讨

105. 百咳静颗粒（成人型）的镇咳作用

106. 筒箭毒碱和琥珀胆碱的药理作用比较

107. 大剂量谷维素对高脂血症大鼠的治疗作用

108. 钙通道阻滞剂对消化道溃疡的治疗作用

109. 肾功能不全对卡那霉素代谢的影响

110. 睡眠剥夺对大鼠心血管系统的影响

111. 低温对家兔缺血再灌注脑损伤的影响

112. 青霉素过敏的药物治疗

113. 药物对肾血管性高血压的作用

114. 心律失常模型制备及抗心律失常药物的作用

115. 布洛芬和二氢可待因的协同镇痛作用

116. 家兔降压神经动作电位的记录

117. 失血情况下神经-体液因素对心血管活动的调节

118. 盐酸氯丙嗪对快速大量输液诱导的急性左心衰竭的治疗

119. β 受体阻滞剂美托洛尔对心力衰竭的作用

120. 减压反射的实验验证

121. 原发性高血压大鼠与正常大鼠对一些物质反应的差异

122. 强心苷类药物对心脏的影响及其作用机制

123. 可乐定作用机制的研究

124. 支气管哮喘的解救及支气管肾上腺素受体的分布及作用

125. 普鲁卡因镇痛和镇静作用的研究

126. 小鼠的情绪体验及其对自身镜像反应

127. 去甲肾上腺素对家兔血压影响的量效关系及酚妥拉明、酚苄明的拮抗作用

128. 肺对 5-羟色胺代谢功能的测定

129. 酚妥拉明对肾上腺素能受体激动剂作用的影响及肾上腺素作用的翻转

130. 黄连素对心律失常的治疗作用

131. 迷走神经促胃酸分泌的作用

132. 黄连素与普萘洛尔相互作用抗肾上腺素诱发兔心律失常的实验研究

133. 腹部迷走神经对血压的作用

134. 卡托普利的降压作用

135. 洋地黄药物的中毒及其解救

136. 血管紧张素 II 受体和心肌缺血再灌注心律失常的关系

137. 前列腺素 E_1 与硝酸甘油对比治疗实验性心绞痛的疗效观察

138. 引咳模型的制备与镇咳药的筛选

139. 地塞米松对癫痫发作的影响

140. 哌替啶对心肌和肠道平滑肌的直接作用

参 考 文 献

高兴亚，戚晓红，董榕，等，2019. 机能实验学. 3 版. 北京：科学出版社.

龚国清，2019. 药理学实验与指导. 4 版. 北京：中国医药科技出版社.

卢宗藩，1983. 家畜及实验动物生理生化参数. 北京：农业出版社.

秦川，2015. 医学实验动物学. 2 版. 北京：人民卫生出版社.

孙庆伟，刘云霞，杨英，等，2017. 人体生理学. 北京：科学出版社.

王建枝，钱睿哲，2018. 病理生理学. 9 版. 北京：人民卫生出版社.

魏伟，吴希美，李元建，2010. 药理实验方法学. 4 版. 北京：人民卫生出版社.

解景田，刘燕强，崔庚寅，2016. 生理学实验. 4 版. 北京：高等教育出版社.

杨宝峰，2018. 药理学. 9 版. 北京：人民卫生出版社.

张建龙，买买提祖农·买苏尔，关亚群，等，2018. 人体机能学. 2 版. 北京：科学出版社.

赵克森，金丽娟，2002. 休克的细胞和分子基础. 北京：科学出版社.

朱大年，王庭槐，2018. 生理学. 9 版. 北京：人民卫生出版社.

附　　录

附表 1　常见实验动物的一般生物学数据参考值

		小鼠	大鼠	家兔	豚鼠	犬	猴
成年体重（g）	♂	20～40	200～280	2500～3000	500～750	13000～18000	4500～5500
	♀	18～35	180～250	2000～2500	400～700	12000～16000	4000～5000
寿命（年）		2～4	3～5	5～12	5～8	10～20	15～25
染色体		2n=40	2n=42	2n=44	2n=64	2n=78	2n=42
体温（℃）		37～37.5	37.8～38.7	38.5～39.7	37.8～39.5	38.5～39.5	38.3～38.9
呼吸（次/min）		84～230	66～114	38～60	69～104	15～30	31～52
通气量（ml/min）		11～36	50～101	800～1140	100～380	3300～7400	310～1410
潮气量（ml）		0.09～0.23	0.60～1.25	19.3～24.6	1.0～3.9	251～432	9.8～29.0
心率（次/min）		470～780	370～580	123～304	200～360	80～120	140～200
收缩压（kPa）		12.67～18.40	10.93～15.99	12.66～17.33	10.67～12.53	12.66～18.15	18.6～23.4
舒张压（kPa）		8.93～11.99	7.99～11.99	8.0～12	7.33～7.73	6.39～9.59	12.2～14.5
血浆 pH		7.2～7.4	7.26～7.44	7.30～7.6	7.26～7.44	7.31～7.42	—
血浆 CO_2 分压（kPa）		4.612～6.051	—	—	—	—	—

注：♂示雄，♀示雌

附表 2　常见实验动物饲料、饮水需求量和排便、排尿量

动物	饲料消耗量（g/d）	饮水需求量（ml/d）	排便量（g/d）	排尿量（ml/d）	发热量（cal/h）
犬	300～500	250～350	113～340	65～400	312～585
猫	113～227	100～200	56.7～227	80～120	97.5～117
家兔	28.4～85.1	60～140	14.2～56.7	100～250	132.6
豚鼠	14.2～28.4	85～150	21.2～85.0	15～75	21.84
大鼠	9.3～18.7	20～45	7.1～14.2	10～15	15.6
小鼠	2.8～7.0	4～7	1.4～2.8	1～8	2.34

附表 3　常见实验动物繁殖生物学数据

动物	性成熟	繁殖季节	发情同期（天）	发情持续时间	妊娠期（天）	产仔数（只）	哺乳期
猴	4.5 年（♂）/ 3.5 年（♀）	全年	28	—	170	1	3 个月
犬	均为 6 个月	春、秋	9	9 天	63	7	28～35 天
猫	均为 7 个月	春、秋	15～21	9～10 天	57～63	4～5	—
家兔	均为 7.2 个月	全年	—	—	30～32	1～13	42 天
豚鼠	60～70 天（♂）/ 40～50 天（♀）	全年	15～17	6～10h	60～72	2～3	15 天

动物	性成熟	繁殖季节	发情同期（天）	发情持续时间	妊娠期（天）	产仔数（只）	哺乳期
金黄地鼠	35～56 天	全年	4～5	—	15～18	4～6	20～25 天
大鼠	60～80 天（♂）/ 50～80 天（♀）	全年	4～5	6～8h	18～22	11	20～25 天
小鼠	40～50 天	全年	4	1～7h	18～22	4～13	17～21 天

注：♂示雄，♀示雌

附表 4　实验动物重要脏器重量

动物种类	脑	心	肺	肾	肝	脾	甲状腺	副肾
犬	0.59	0.85	0.94	0.30	2.94	—	0.02	0.01
猫	0.77	0.45	1.04	1.07	3.59	0.29	0.01	0.02
家兔	0.40	0.35	0.53	0.70	3.19	—	—	0.02
豚鼠	1.33	0.53	1.18	1.17	5.14	—	—	0.07
大鼠	1.22	0.76	1.34	0.32	1.65	—	—	0.05

注：以上数值代表各脏器重量占体重的百分数（%）